ro
ro
ro

Anmerkung

Die Namen einiger Personen, bestimmte Facetten aus ihrem Leben und die Details einiger Ereignisse in diesem Buch wurden geändert, um die Betroffenen zu schützen. Die Geschichten in diesem Buch sind so wahr, wie Erinnerungen wahr sein können.

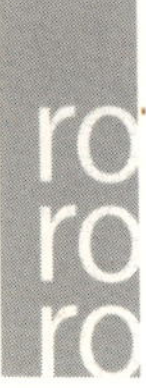

Zu diesem Buch

Alzheimer ist eine der großen Volkskrankheiten, über 1,3 Millionen Menschen leiden allein in Deutschland daran, Tendenz steigend. Ab einem gewissen Zeitpunkt sind die Angehörigen die Leidtragenden – wie Gabriela Zander-Schneider, deren Mutter an Alzheimer erkrankte und die hier ihre Geschichte erzählt.

Zuerst war da nur eine gewisse Schusseligkeit. Dann ertappte Gabriela Zander-Schneider ihre Mutter dabei, dass sie das schmutzige Geschirr wieder in den Schrank stellte, dass sie in Hausschuhen zum Einkaufen ging und anfing, wildfremde Menschen im Supermarkt zu umarmen. Sie wurde zänkischer, aggressiver, um im nächsten Augenblick wieder überzusprudeln von Charme. Gabriela Zander-Schneider berichtet von der allmählichen Persönlichkeitsveränderung ihrer Mutter, von ihren Erfahrungen mit Ärzten, von den Problemen im Alltag, die die Pflege einer Angehörigen mit Alzheimer mit sich bringt.

Die Autorin

Gabriela Zander-Schneider, Jahrgang 1955, lebt mit ihrem Mann und ihrer Tochter in Köln. Bedingt durch die Erkrankung ihrer Mutter und die Entscheidung, sie zu Hause zu pflegen, legte sie ihren Beruf nieder. 2002 gründete sie gemeinsam mit ihrem Mann die Alzheimer Selbsthilfe e. V. Gabriela Zander-Schneider referiert regelmäßig vor Betroffenen, Angehörigen und Fachpublikum zum Thema Alzheimer und ist Referentin für Presse- und Öffentlichkeitsarbeit der Alzheimergesellschaft Köln. Mehr Informationen zur Autorin finden Sie unter www.alzheimer-selbsthilfe.de

Gabriela Zander-Schneider

Sind Sie meine Tochter?

Leben mit meiner alzheimerkranken Mutter

Rowohlt Taschenbuch Verlag

3. Auflage November 2011

Originalausgabe
Veröffentlicht im Rowohlt Taschenbuch Verlag,
Reinbek bei Hamburg, Oktober 2006
Copyright © 2006 by Rowohlt Verlag GmbH,
Reinbek bei Hamburg
Alle Rechte vorbehalten
Umschlaggestaltung ZERO Werbeagentur, München
(Foto: Cheque/CORBIS)
Satz Pinkuin Satz und Datentechnik, Berlin
Druck und Bindung Druckerei C. H. Beck, Nördlingen
Printed in Germany
ISBN 978 3 499 62189 5

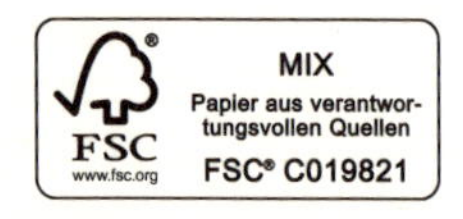

Das für dieses Buch verwendete FSC®-zertifizierte Papier
Lux Cream liefert Stora Enso, Finnland.

Inhalt

Vorworte
Markus Breitscheidel **7**
Dr. Hans-Joachim Schirmer **9**

Prolog – Ein ganz normaler Tag im Sommer 2002 **13**

Kapitel 1 – Merkwürdige Begebenheiten oder Wie alles begann **20**

Kapitel 2 – Die Diagnose oder Wir haben Alzheimer **57**

Kapitel 3 – Ein neues Zuhause oder Die private Krankheit **87**

Kapitel 4 – Zwischen Hoffnung und Verzweiflung **114**

Kapitel 5 – Die Lage spitzt sich zu oder Die Entmündigung **163**

Kapitel 6 – Die unausweichliche Entscheidung oder Nichts wird mehr, wie es war **204**

Schlussbemerkung **215**

Empfehlung für Angehörige von Alzheimer-Patienten **218**

Hilfreiche Adressen **221**

Vorwort von Markus Breitscheidel

Im Oktober vergangenen Jahres habe ich Gabriela Zander-Schneider bei einer Podiumsdiskussion über die Pflegesituation in Deutschland kennen gelernt, zu der sie in ihrer Funktion als Gründerin der Alzheimer Selbsthilfe Köln-Weiden und pflegende Angehörige eingeladen worden war. Ihr großes Engagement für Alzheimer-Betroffene, ihr kämpferisches Wesen, aber auch ihr Kölscher Humor haben mich stark beeindruckt, und als wir im Anschluss an die Veranstaltung ins Gespräch kamen, beschlossen wir, in Kontakt zu bleiben. Vor kurzem dann erzählte sie mir von diesem Buch, und als ich die ersten Kapitel las, war ich sehr beeindruckt.

Denn die meisten in Deutschland veröffentlichten Bücher, die sich mit Alzheimer beschäftigen, beschreiben nüchtern die Anzeichen der Erkrankung, ihre Ursachen und ihren Verlauf. Oft sind sie von Fachleuten geschrieben, die selbst nie gepflegt und die Schwierigkeiten, Probleme, Ängste und Hoffnungen pflegender Angehöriger nicht erlebt haben. Deshalb bleiben viele Fragen unbeantwortet.

In diesem Buch ist das anders! Gabriela Zander-Schneider beschreibt offen, direkt und persönlich den zum Teil sehr emotionalen Kampf, den sie und ihre Familie täglich gegen die Alzheimer-Erkrankung ihrer Mutter führen. Dadurch wird es möglich, dass sich pflegende Angehörige in den Beschreibungen wiederfinden und feststellen, dass sie nicht die einzigen sind, die in dieser schwierigen Pflegesituation stecken. Vielmehr können sie vom reichen Erfahrungsschatz der Autorin profitieren, bekommen hilfreiche Informationen und finden Trost – denn bei aller Dramatik gibt es immer wieder auch komische und lustige Ereignisse, die allen Beteiligten helfen, nicht den Mut zu verlieren und die häusliche Pflege trotz ständiger physischer und psychischer Belastung fortzusetzen.

Gabriela Zander-Schneider gewährt uns einen tiefen Einblick in eine der größten Herausforderungen unserer Gesellschaft, die Pflege der Alten, die vielfach immer noch von einzelnen Personen oder Familien hinter verschlossenen Türen gemeistert wird.

Ich wünsche ihr viel Erfolg und Durchhaltekraft in dem Bemühen, die Öffentlichkeit stärker für das Thema Alzheimer und die Pflege zu sensibilisieren und die Angehörigen zu unterstützen, anstatt ihnen ein schlechtes Gewissen zu machen.

Markus Breitscheidel,
Autor des Buches «Abgezockt und totgepflegt»
(Econ Verlag 2005)

Vorwort von Dr. Hans-Joachim Schirmer

Vor 100 Jahren beschrieb der Arzt Alois Alzheimer die Erkrankung einer damals 51-jährigen Patientin in einer medizinischen Fachzeitschrift. Sehr detailliert schilderte er die krankhaften Auffälligkeiten der Frau, wie Erinnerungsstörungen, Eifersuchtswahn und Wahrnehmungsstörungen – und nach ihrem Tod die gefundenen Veränderungen im Gehirn. Später wurde die Krankheit nach ihm, ihrem Entdecker, Alzheimer-Krankheit genannt. Damals fand Alzheimers wissenschaftlicher Artikel in der Fachwelt und in der Öffentlichkeit kaum die ihm gebührende Aufmerksamkeit und Anerkennung. Noch über viele Jahrzehnte lang galt die Alzheimer-Erkrankung als Rarität, neue wissenschaftliche Veröffentlichungen darüber fanden sich so gut wie keine. Erst durch die Zunahme der durchschnittlichen Lebenserwartung in den letzten Jahrzehnten rückte das Krankheitsbild wieder in das allgemeine und spezielle Interesse. Heute weiß man, dass die Alzheimer-Krankheit hauptsächlich ältere und alte Menschen befällt. Je älter ein Mensch wird, desto größer ist sein Erkrankungsrisiko.

Über die Ursachen der Krankheit ist nach wie vor nichts Sicheres bekannt. Symptome des Leidens sind neben einer zunehmenden Vergesslichkeit u.a. Krankheitsuneinsichtigkeit, Antriebsminderung, Antriebssteigerung, Depression, Aggression, Interesselosigkeit, egozentrisches und unkooperatives Verhalten, Tag-/Nachtumkehr, Verwahrlosungstendenzen und schließlich körperlicher Verfall bis hin zu vollkommener Hilflosigkeit und dauernder Bettlägerigkeit. Wobei das erstgenannte Symptom, die Vergesslichkeit, ganz im Gegensatz zur weitläufigen Meinung, am wenigsten störend ist.

Besonders die engagierten pflegenden Angehörigen leiden seelisch und körperlich infolge des nicht mehr enden wollenden Betreuungsstresses. Nicht selten werden sie selber darüber sehr krank. Die gezielte Aufklärung, Anleitung, Unterstützung und verlässliche Führung dieser belasteten Menschen wirkt sich nicht zuletzt auch sehr positiv auf das Verhalten der alzheimerkranken Patienten aus.

Dieses Buch ist ein empfehlenswerter Erlebnisbericht, Informationsträger, Trost und auch Leitfaden für alle in diesem Sinne Betroffenen.

Dr. Hans-Joachim Schirmer,
Beratender Nervenarzt des Kölner Alzheimer Forums

Mir ist wichtig, darauf hinzuweisen, dass mit Veröffentlichung dieses Buches die Persönlichkeitsrechte meiner Mutter in keiner Weise verletzt werden. Ich weiß, dass ich in ihrem Sinne handele, denn Menschen in ähnlicher Situation soll dieses Buch eine Hilfe sein.

Hätten wir bereits damals die Informationen und das Wissen gehabt, welches wir heute haben, wäre für uns alle der Umgang mit ihrer Krankheit sicherlich um einiges leichter gewesen.

Prolog – Ein ganz normaler Tag im Sommer 2002

Hab ich alles? Kaffeemaschine aus? Handtasche? Portemonnaie? Papiere? Autoschlüssel? Ich denke schon. Gott sei Dank. Jetzt können wir endlich los. Nur noch Mutter den Mantel anziehen. In einer halben Stunde haben wir endlich den Termin beim Arzt. Hoffentlich ist nicht so viel Verkehr und wir kriegen in der Nähe der Praxis einen Parkplatz. Ich bin so nervös. Um 10.30 Uhr sollen wir da sein; seit 6.30 Uhr bin ich auf den Beinen.

So, jetzt Mutters Mantel. Sie steht in der Küche und schaut «höchst interessiert» aus dem Fenster. Schon lange weiß ich, dass sie gar nicht weiß, was sie tut. Sie versucht nur wie immer, die Fassade aufrechtzuerhalten. Was ist denn das da auf dem Fußboden? Ist hier irgendwo was ausgelaufen? Ich suche mit meinen Blicken die Küche ab. NEIN! Mutter ist ausgelaufen. Ich dreh bald durch. Wie soll ich das jetzt noch schaffen: sie umziehen und pünktlich in die Praxis kommen? Wir haben vier Monate auf diesen Termin gewartet. Der Arzt ist ein Spezialist. Ich kann nicht mehr. Während ich versuche, Mutter so schnell es geht umzuziehen, trommelt sie mir mit den Fäusten auf den Kopf. Am liebsten würde ich sie jetzt mit all ihrem Mist hier sitzen lassen. Ich könnte so schön mein eigenes Leben mit meiner Familie leben. Hat sie denn auf mich Rücksicht genommen, wenn sie früher durch die Welt reiste?

Irgendwie gelingt es mir doch, sie frisch zu machen. Ich lasse einfach die schmutzige Wäsche auf dem Boden liegen; es riecht entsprechend. Aber Mutter ist wieder neu angezogen und hat nun eine ganz wichtige und damenhafte Miene aufgesetzt. Mir läuft der Schweiß den Rücken runter. Aber egal, Hauptsache, wir schaffen es noch rechtzeitig zum Termin. Mutter anzutreiben hat keinen Sinn. Sie hat schon früher immer gemacht, was sie wollte, und ließ sich auf keinen Fall «bevormunden». Eine Eigenart von vielen, die sich im Laufe ihrer Erkrankung verstärkt haben. Das macht mir den täglichen Umgang mit ihr nicht leichter. Ihr Verhalten kenne ich noch aus frühester Kindheit. Die demonstrative Ignoranz mir gegenüber, wenn ihr irgendetwas nicht passte.

Nutzt jetzt auch nichts, darüber zu klagen. Wir müssen uns sputen. Ich schaffe das schon. Sie kann ja nichts dafür. Kann sie wirklich nichts dafür? Aber ich doch auch nicht! «Mutter, komm doch bitte. Wir müssen uns beeilen.» Meine Unruhe wird immer größer. Leise summt Mutter vor sich hin. Auch das kenne ich nur zu gut. Wenn ich in früheren Jahren versuchte, ihr irgendetwas zu erzählen, das mir wichtig war, dann summte sie und schaute demonstrativ in der Gegend umher, um mir zu zeigen, was sie davon hielt. Das Schlimme ist, dass jetzt, wo sie es nicht absichtlich tut, genau die gleiche Wut wie damals in mir hochkommt. «Los, nun komm doch.» Als ich ihren Arm nehmen will, um sie zum Auto zu führen, versucht sie wieder, auf mich einzuschlagen. Am liebsten würde ich jetzt zurückschlagen. *Ich* muss nicht zum Arzt. *Ich* bin nicht krank. Verdammt nochmal.

Endlich sitzen wir beide im Auto. Mutter summt, und mir rast die Zeit davon. Wie wir das geschafft haben, weiß ich nicht, aber letztlich stehen wir fast pünktlich an der Rezeption der Praxis. Die hochgezogenen Augenbrauen der Arzthelferin geben mir den Rest: «Ihr Termin war vor zehn Minuten.» Mutter grinst, und ich bin wieder einmal die Idiotin, die nichts auf die Reihe bringt. Meine Versuche, der allwissenden Arzthelferin irgendetwas zu erklären, werden mit der Bemerkung «Dann müssen Sie halt früher los» einfach so vom Tisch gewischt. Macht sich denn überhaupt jemand Gedanken darüber, was es heißt, jemanden zu Hause zu pflegen? Tag und Nacht. Das eigene Leben existiert gar nicht mehr.

Egal, wir müssen jetzt da durch. Ich habe die irrsinnige Hoffnung, dass der Arzt an Mutters Zustand irgendetwas ändern könnte. «Komm Mutter, wir müssen erst einmal ins Wartezimmer.» Mutter grinst wieder und läuft prompt in die andere Richtung. Ich hinterher. «Hier dürfen Sie aber nicht rein», ruft die patzige, immer noch nichts begreifende Arzthelferin. Wäre mir sicherlich nicht aufgefallen. Es steht ja schließlich «Kein Zutritt» auf der Tür. «Mutter, wir müssen hier lang.» Ich ziehe sie sanft in Richtung Wartezimmer. Die ganze Zeit summt sie leise vor sich hin. Irgendeine Ballermann-Schnulze. Mein Gott, was mache ich hier? Eigentlich müsste *ich* bald zum Nervenarzt. «So, nun komm, wir setzen uns hier hin und lesen ein wenig die Zeitung.» Denkste. Mutter sieht die vielen Leute im Wartezimmer und vermutet wohl, das sei ihr Publikum oder wir seien auf irgendeiner lustigen Veranstaltung. Auf jeden Fall lässt sie sich nicht mehr von mir anfassen. Weder, um ihr den Mantel auszuziehen, noch, um sie auf einen Stuhl zu setzen. Ich bin nun mittlerweile klitschnass geschwitzt. Alle gucken uns an. Ich fühle mich genötigt, den anwesenden Patienten zu erklären, welche Krankheit meine Mutter hat. Also stammele ich entschuldigend irgendetwas vor mich hin. Mutter lacht gereizt. Den Leuten ist die Situation unangenehm. Und mir erst. Ich würde am liebsten unter dem Teppichboden verschwinden. Nur meine Mutter genießt mal wieder die Aufmerksamkeit. Egal, wie peinlich die Situation auch ist. Gott sei Dank: sie sitzt. «Hier hast du eine Zeitung.» – «Kenn ich schon!!» – «Hier ist eine andere.» – «Kenn ich schon.» Die Aufmerksamkeit ihres Publikums ist ihr wichtiger. Meine Nerven liegen blank. Was ist, wenn jetzt das Gleiche wie zu Hause in der Küche passiert? Im Geiste sehe ich schon, wie es den Stuhl herunterrinnt. Jede Minute, die wir hier sind, wird zur Zerreißprobe. Für mich. Nicht für meine Mutter.

Endlich. Wir werden aufgerufen. Wir nähern uns meiner letzten Hoffnung in diesem aussichtslosen Unterfangen. Der Arzt macht einen freundlichen Eindruck. Zumindest bis wir uns gesetzt haben. Dann meint er, nachdem er die mitgebrachten Untersuchungsergebnisse überflogen hat: «Na ja. Die Diagnose kennen Sie ja.» Mutter nickt bestätigend. «Wissen Sie, da kann ich Ihnen auch nicht helfen. Es gibt zwar Medikamente. Aber ob die tatsächlich helfen ... Und sauteuer sind die auch. Aber wenn es Ihr Gewissen beruhigt, kann ich sie ja mal aufschreiben. Ach, und noch was, das wird noch viel, viel schlimmer.» Mutter grinst ihn zustimmend an. Zwei Minuten später stehen wir wieder vor der Arzthelferin und warten auf das Rezept. Ich habe das Gefühl, als habe mir jemand den Boden unter den Füßen weggerissen. Vier Monate habe ich gewartet, um von einem Spezialisten solche dürren Sätze zu hören? Von wegen Hoffnung. Jetzt weiß ich überhaupt nicht mehr weiter. Ich komme mir vor wie an die Wand gedrängt, will nur noch nach Hause und meine Ruhe haben. Schnell ins Wartezimmer, die Mäntel holen. Als ich mit den Mänteln in den Vorraum zurückkomme, ist meine Mutter weg. «Wo ist sie?» – «Das weiß ich doch nicht. Ich kann doch nicht auf alles aufpassen», entrüstet sich die Arzthelferin wenig hilfsbereit. «Nein, nicht auf alles können Sie aufpassen, aber vielleicht für zwei Minuten auf eine Alzheimer-Patientin», schnauze ich zurück. «Was man sich alles bieten lassen muss», höre ich sie hinter mir. Es ist mir egal.

Ich renne bereits hinaus ins Treppenhaus und finde dort meine Mutter, die sich angeregt mit einem Mann «unterhält». Schon lange falle ich nicht mehr auf den Gedanken herein, dass Mutter die Leute kennt, die sie anspricht. Der Mann ist sehr freundlich, aber auch deutlich erleichtert, als ich auftauche. «Ich bin Zivildienstleistender in einem Altenheim. Ich glaube, ich weiß, was Ihre Mutter hat.» Endlich mal jemand.

Es ist halb zwei, als wir wieder im Auto sitzen und nach Hause fahren. Mutter ist völlig gelassen. Schließlich geht sie das ja alles gar nichts an. Als ich das Auto geparkt habe, will sie nicht aussteigen. Den Gurt bekommt sie alleine nicht ab, und als ich mich über sie beuge, krallen sich ihre Finger in meinen Haaren fest. Ja, ich weiß, sie kann nichts dafür. Aber mir steigen die Tränen hoch. Vor Wut, vor Schmerz.

Als wir zur Haustür gehen, treffen wir eine Nachbarin, auf die Mutter strahlend zuläuft. Aber diese grüßt sie nur kurz und schaut mich mitleidig an. «Wie geht es Ihnen? Sie sehen schlecht aus. Sie überfordern sich.» Mutter ist irritiert, weil die Aufmerksamkeit nicht ihr gilt. Sie stößt einen kleinen Schrei der Verwunderung aus und zeigt zum Himmel. Natürlich schauen wir auch dorthin. Das großartige Ereignis entpuppt sich als eine Taube, die aufs Dach fliegt. Aber Mutter hat ihr Ziel erreicht, vorübergehend die Aufmerksamkeit auf sich zu lenken. Wir verabschieden uns und gehen ins Haus. Mir zittern die Knie vor Erschöpfung, Hunger und wahrscheinlich auch vor Wut. Ich mache uns schnell das bereits vorbereitete Essen warm. Zu meinem eigenen Schutz esse ich nicht mit meiner Mutter zusammen, sondern serviere ihr das Essen in ihrem Wohnzimmer, während ich allein in unserem esse. Es ist mir auch egal, ob sie vielleicht mit den Fingern isst oder die Limonade auf den Teller gießt. Ich kann nicht mehr. Ich bin so enttäuscht. Habe ich mir zu viel versprochen von diesem Arztbesuch? Aber wenn ein Spezialist nicht weiterweiß, wer dann? Wie soll das denn weitergehen? So doch wohl nicht. Andererseits tut mir Mutter auch Leid, und ich hätte sie auch manchmal, wenn sie wirklich lieb und freundlich ist, gern so lang wie möglich bei uns. Ich mache mir tagtäglich Gedanken, was ich ihr Gutes tun kann. Aber sie nimmt es gar nicht wahr.

Was macht mir so zu schaffen? Die Nähe meiner Mutter? Dieses so extreme Herauskristallisieren der für mich unangenehmen Charaktereigenschaften? Ihre Aggressionen? Die Ausweglosigkeit der Situation? Da muss es noch etwas anderes geben. Es muss doch möglich sein, dass mir jemand etwas mehr zu diesem Zustand, dieser Krankheit sagen kann. Mutter ist doch nicht die Einzige, die diese Krankheit hat.

Es gibt nicht einen Tag, an dem man sie einfach mal alleine lassen könnte. Ständig habe ich Angst, dass Mutter zu Hause irgendetwas anstellt, wenn sie ohne Aufsicht und Betreuung ist. Meine gereizten Nerven sind mir bei meinen Phantasien nicht gerade sehr hilfreich: Höre ich irgendwo ein Martinshorn, sehe ich unser Haus in Flammen stehen oder Mutter im Hemd auf der Straße tanzen oder sie weinend und verängstigt in irgendeiner Ecke sitzen. Wenn ich dann nach Hause komme, steht sie meist singend vor dem von mir vorher eingeschalteten Radio und freut sich, dass ich da bin.

Meinen Job als Assistentin der Geschäftsleitung bei einer Medienfirma, den ich wirklich gerne mache, kann ich nur noch zeitweise ausüben. Gut, das geht schon irgendwie. Aber ich kann mich immer weniger konzentrieren auf das, was ich tue, und das ist in allen Bereichen zu spüren. Ich bin gar nicht mehr ich selbst.

Heute Morgen habe ich mich über meinen eigenen Anblick im Spiegel erschrocken. Ich habe das Gefühl, um Jahre gealtert zu sein. Ich habe auch zu nichts mehr Lust. Keine Interessen, weder am Sport noch an irgendwelchen kreativen Dingen, die ich sonst eigentlich immer gerne mit meinem Mann zusammen gemacht habe. Ich stehe so sehr unter Anspannung, dass ich manchmal das Gefühl habe, zu explodieren. Mein ganzer Organismus spielt verrückt. Ich friere häufig und habe trotzdem nassgeschwitzte Hände. Mir ist immer öfter übel. Klar weiß ich, wo die Ursache liegt. Aber was soll ich denn machen? Ich weiß nicht mehr weiter.

Ich war beim Arzt. Dieses Mal ging es nur um mich. Dem Arzt fiel natürlich mein schlechter Allgemeinzustand auch auf. «Sie müssen sich wirklich etwas einfallen lassen mit Ihrer

Mutter. So geht das nicht weiter. Haben Sie es denn mal mit einem ambulanten Pflegedienst versucht?» Der Mann meint es ja gut, aber bitte, was soll mir denn ein Pflegedienst bringen? Mutter bei ihrer Morgentoilette helfen oder mich abends unterstützen, wenn ich Mutter ins Bett bringe? Das ist doch nicht das Thema. Das schaffe ich auch allein. Es geht um die Stunden dazwischen. Was ist am Wochenende, was ist im Urlaub, was ist, wenn ich wirklich mal richtig krank werde? Ich bin ständig zwischen Mutters und meinen Bedürfnissen hin- und hergerissen. Bin ich wie jetzt in unserer Wohnung, mache ich mir Gedanken darüber, was sie wohl macht so ganz allein in ihrer eigenen Wohnung, zwei Etagen weiter unten im Haus. Aber ich will auch nicht schon wieder zu ihr runtergehen, wo ich doch gerade den gesamten Vormittag mit ihr beim Arzt verbracht habe.

Häufig habe ich ein schlechtes Gewissen und denke, ich müsste ihr ständig irgendeine Abwechslung bieten, damit es *ihr* gut geht und *ihr* nicht langweilig ist. Bin ich aber bei meiner Mutter, habe ich ein schlechtes Gewissen meiner Familie und auch mir selbst gegenüber. *Mir* geht es nicht gut und *mir* ist auch nicht langweilig.

Kapitel 1 – Merkwürdige Begebenheiten oder Wie alles begann

Zwei Jahre zuvor. Mutter lebte noch nicht bei uns in Köln, sondern in ihrer eigenen Wohnung im übernächsten Ort. Mein Bruder Karlheinz ist mit seiner Frau Petra aus Stuttgart gekommen, um sie in der Osterzeit zu besuchen. Bisher nächtigten sie immer bei unserer Mutter, doch dieses Mal hat er ein Hotelzimmer reserviert und ruft mich von dort aus an. «Es wird ja immer schlimmer», sind seine ersten Worte. «Ich hatte ihr doch gesagt, dass wir alles mitbringen. Jetzt hat sie doch wieder eingekauft und zwar einmal quer durch das gesamte Sortiment des Supermarktes. Ich wollte ja bei den letzten Malen nichts sagen. Aber wir haben dieses Mal ein Hotel gebucht. Bei aller Liebe.» Mein Bruder ist jetzt richtig ärgerlich. «Warum, was ist denn?», frage ich ihn. «Hast du dir mal Mutters Besucher-Bettzeug angesehen?» – «Warum sollte ich? Ich übernachte ja nicht bei ihr. Und ich habe auch keinen Grund, in ihr Schlafzimmer zu gehen und die Betten zu kontrollieren», erwidere ich. «Das ist in keinem guten Zustand. Aber das ist ja noch nicht alles», sprudelt es weiter aus ihm heraus. «Sie weiß doch, dass wir heute Abend mit ihr essen gehen wollen. Sie ist weder frisiert, noch weiß sie, was sie anziehen soll. Der Kleiderschrank hängt über und über mit Klamotten voll, die sie außen hingehangen hat, und auch auf ihrem Bett ist kein freier Fleck mehr. Ich dreh gleich durch. Außerdem isst sie, seit wir angekommen sind, einfach alles, was ihr in die Quere kommt. Süß, sauer, salzig, es scheint keine Rolle zu spielen», stellt mein Bruder fest. Er klingt ziemlich aufgewühlt. «Na ja, ein bisschen komisch ist sie manchmal schon», versuche ich ihn zu beruhigen, «aber meinst du nicht, dass du da überreagierst? Vielleicht ist sie ja nur aus dem Häuschen, weil ihr da seid, und will alles besonders perfekt machen.» Doch Karlheinz hört es gar nicht richtig. «Ich habe ihr doch mehrmals gesagt, dass sie sich keinen Stress machen soll. Wir bringen doch alles mit und gehen ansonsten mit ihr essen.»

Sicher, bei genauerem Hinsehen hatte sich schon einiges verändert in Mutters Leben. Es waren aber keine großen Veränderungen, nur einige seltsame Begebenheiten, die in dieser Zeit in unterschiedlichen Abständen immer mal wieder vorkamen. Sonst wäre uns sicherlich viel früher aufgefallen, dass mit unserer Mutter etwas nicht stimmte. Doch nichts Spektakuläres geschah. Es war eher ein kaum merklicher, schleichender Prozess. Wie Zahnschmerzen. Hin und wieder tut es weh. Wenn es aufhört, hat man es auch schon wieder vergessen. Bis die Schmerzen immer heftiger werden und gar nicht mehr enden wollen. Bis es einem wirklich bewusst wird und man es das erste Mal ausspricht. Aber sind Veränderungen denn nicht normal, wenn man älter wird?

Außerdem lebte meine Mutter zehn Kilometer von uns entfernt und führte ihr eigenes Leben, das sie bis zu ihrem 70. Lebensjahr im Großen und Ganzen recht gut gemeistert hatte. Die kleinen, sachten Veränderungen habe ich auf die Tagesform oder den normalen Alterungsprozess geschoben, weil sie auch nicht bei jedem Besuch auftraten.

Karlheinz und Petra wohnen 400 Kilometer entfernt und besuchen unsere Mutter alle paar Monate einmal. Das heißt, sie sahen sie seltener, aber dafür umso intensiver. Sie wohnten bei ihr und bekamen sowohl durch die zeitlich größeren Spannen als auch die räumliche Nähe bei den Besuchen ganz andere Einblicke als ich. Sie bemerkten die Veränderungen viel deutlicher, weil sie die Sprünge in ihrer Entwicklung sehen konnten. So war es auch Karlheinz, der feststellte, dass der Kühlschrank nicht mehr funktionierte und nur als Vorratskammer für Konserven genutzt wurde. Mein Bruder setzt sich auch eher mal über Mutters Proteste hinweg und öffnet Türen und Schränke, was ich mich gar nicht traue.

Ich werde das Gefühl nicht los, dass irgendetwas nicht stimmt. Hat Mutter vielleicht ein Geheimnis und Angst, dass es entdeckt wird? Sie ließ sich noch nie gerne in die Karten schauen. Oder ist sie nur unsicher, weil sie vielleicht tatsächlich mit zunehmendem Alter manches nicht mehr so hinkriegt?

Die Bemerkungen meines Bruder stimmen mich nachdenklich.

«Sie ruft mich manchmal an und weint. Aber sie sagt nicht, warum. Sollen wir nicht mal mit ihr reden, jetzt, wo du da bist? Oder du allein? Mir gibt sie ja doch keine Antwort.» – «Ja, denkst du denn mir?», fragt mein Bruder. Langsam werde ich sauer. Zweimal im Jahr zu Besuch kommen und dann die Mutter so runtermachen.

Am nächsten Tag telefoniere ich mit Mutter so wie eigentlich jeden Tag. Sie ist nervös. Auf mein drängendes Nachfragen erzählt sie mir, dass Karlheinz immer einfach alles wegwerfe. Er behaupte, das sei doch alles alter Krempel. Er mache einfach ihre Schränke auf, und was ihm nicht gefiele, würde er kurzerhand wegschmeißen. Jedes Mal, wenn er wieder weg sei, würde sie viele Dinge suchen und nicht mehr wiederfinden. So auch ihre rosa Tischdecke und ihre neue weiße Bluse. Ich bin entrüstet. Das ist wirklich unverschämt. Karlheinz kann doch nicht einfach Mutters Sachen wegwerfen. Ob ihm diese Dinge nun gefallen oder nicht, das geht zu weit. Da brauche ich mich nicht zu wundern, wenn sie derart aus dem Häuschen ist, wenn er kommt.

Ich nehme mir fest vor, in den kommenden Tagen mit Karlheinz und Petra zu reden, bevor sie wieder abreisen.

Bald ergibt sich eine Gelegenheit, und als Karlheinz und Petra zum Kaffeetrinken kommen, spreche ich meinen Bruder auf Mutters Beschwerden über ihn an.

«Ja, die alten kaputten Töpfe und Pfannen habe ich weggeschmissen. Sie hat die teuersten und besten Töpfe verpackt im Schrank stehen und benutzt nur den alten Kram. Und sag mal, kocht sie denn überhaupt noch selbst?» Aber eine Bluse oder Tischdecke weggeworfen? Das habe er bestimmt nicht.

Hätten wir zu diesem Zeitpunkt bereits irgendetwas über Mutters Krankheit gewusst, wäre uns sicherlich aufgefallen, dass dies und ihr zeitweiliges Misstrauen uns gegenüber bereits ernstzunehmende Anzeichen waren. Es fügten sich bereits Steinchen um Steinchen dieses schrecklichen Mosaiks zusammen, ohne dass wir von dem drohenden Unheil etwas bemerkten. Ahnungslos, wie wir waren, suchten und fanden wir im Laufe des Nachmittags allerlei Erklärungen für die schleichenden, zu dieser Zeit noch kaum wahrnehmbaren Veränderungen in Mutters Verhalten.

Einigermaßen ratlos sitze ich mit meiner Tochter Jennifer noch im Wohnzimmer, nachdem Karlheinz und Petra gegangen sind. Das Gespräch hat mich nachdenklich gemacht. Ob Mutter noch selbst kocht, hat Karlheinz gefragt. Bisher bin ich davon ausgegangen, dass sie sich – trotz ihrer 70 Jahre – noch gut alleine versorgen kann. Und wie kommt sie zu der Behauptung, ihr Sohn werfe ihre Sachen weg? Als ich versuche, Jennifer die Hintergründe unseres Gesprächs zu erklären, fallen mir einige Episoden eines Urlaubs ein, den ich drei Jahre zuvor mit Mutter auf Mallorca verbracht hatte. Jetzt im Nachhinein wird mir klar, dass schon damals irgendetwas nicht stimmte.

Mutter hatte schon längere Zeit davon geschwärmt, wie schön es wäre, wenn wir beide mal zusammen nach Mallorca fliegen würden. Ich war ein wenig verwundert darüber, denn um in Urlaub zu fliegen an irgendeinen Ort auf der Welt, auch alleine, brauchte sie mich doch nicht, das machte ihr sonst doch auch nichts aus. Wo war Mutter nicht schon überall gewesen! Mit Vater zusammen auf dem Nil, am Schwarzen Meer, in Moskau und St. Petersburg – und das zu einer Zeit, als andere den Jahresurlaub noch im Schwarzwald verbrachten. Selbst einen Besuch der Chinesischen Mauer und die Fahrt mit der Transsibirischen Eisenbahn scheute sie nicht. Es gibt zahlreiche Alben, gespickt mit Fotos, vor Ort erworbenen Ansichtskarten, ihren Tagebuchaufzeichnungen und aufbewahrten Schiffs- und Flugtickets.

Und jetzt wollte sie also mit mir verreisen. Eigentlich kam mir das ganz recht: Mein Geburtstag stand vor der Tür, Jennifer, damals 16 Jahre alt, besuchte in Amerika für ein Jahr die High School, und ich kam mir in meiner Wohnung etwas verloren vor. Deshalb machte ich mir zu diesem Zeitpunkt über Mutters Wunsch auch keine weiteren Gedanken. Ich freute mich einfach auf Mallorca, eine Insel, deren Schönheit abseits des Massentourismus ich bei vorherigen Aufenthalten lieb gewonnen hatte.

Mutter machte mir diese Reise also zum Geburtstagsgeschenk, kümmerte sich um Hotel und Buchung. Was aus meiner Sicht für sie Routine war und mir als Berufstätiger sehr entgegenkam. Rückblickend kommen mir jedoch Zweifel, ob sie das tatsächlich alleine arrangiert hatte. Denn die Reise hatte einige seltsame Momente, um nicht zu sagen, dass die ganze Reise ungewöhnlich war.

Wir hatten uns für den Morgen des Abfluges am Köln-Bonner Flughafen verabredet. Am Abend vorher rief Mutter mich an, dass ein guter Bekannter sich angeboten hätte, uns beide zum Flughafen zu bringen, damit wir nicht so viel Mühe mit dem ganzen Gepäck hätten. Heute stelle ich mir die Frage, ob das nicht auch zu ihrer eigenen Beruhigung wichtig war, weil sie den Flughafen vielleicht gar nicht mehr alleine gefunden hätte.

Am nächsten Morgen fuhr sie mit dem besagten Bekannten vor. Als ich mich nach hinten ins Auto setzte und Mutter begrüßte, die auf der Beifahrerseite sitzen blieb, hatte ich den Eindruck einer optischen Täuschung, die sich bei unserer Ankunft am Flughafen jedoch als Realität herausstellen sollte: Mutter erinnerte mich an einen Tanzbären. Sie sah aus, als habe sie mehrere Kleidungsstücke übereinander angezogen. Sie konnte sich kaum bewegen und machte eher den Eindruck, als wäre sie soeben von einer Expedition aus Sibirien zurückgekehrt, aber nicht, als wolle sie für vierzehn Tage in den Frühling auf Mallorca fliegen. Als ich sie darauf ansprach, konnte sie sich vor Lachen kaum halten und gestand mir, dass sie alles, was nicht in den Koffer ging, kurzerhand angezogen habe. Ihre Ausgelassenheit war einfach entwaffnend, und ich musste in ihr Lachen einstimmen.

Im Passagierraum angekommen, quetschte sich meine Mutter in ihren Sitz. «Vielleicht solltest du doch das eine oder andere ausziehen, dann hast du etwas mehr Platz», lachte ich, sie stimmte fröhlich zu und begann, ein Teil nach dem anderen auszuziehen. Ich und auch die anderen Passagiere in unserer Nähe staunten nicht schlecht, wie viele Pullover und Jacken man übereinander tragen kann. Die Situationskomik erreichte auch die Mitreisenden, und viele lächelten freundlich zu uns herüber.

Als das Flugzeug vom Boden abhob, gab Mutter Geräusche von sich, als würde sie sich auf einer Achterbahn befinden. Das war mir nun doch irgendwie peinlich. Unauffällig sah ich mich um, aber in dem Ferienflieger kümmerte sich inzwischen keiner mehr um uns, alle waren mit sich selbst beschäftigt.

Ich lehnte mich also bequem im Sitz zurück und freute mich auf den bevorstehenden Urlaub. Als das Essen serviert wurde, fiel mir auf, dass Mutter Schwierigkeiten hatte, die Verpackungen zu öffnen. War sie nur ungeschickt oder schon nicht mehr in der Lage dazu?

Auf Mallorca angekommen, fuhren wir mit dem Bus etwa eine Stunde quer über die Insel zu unserem Quartier. Mutter war während der gesamten Fahrt eher ruhig. Hin und wieder gab sie mir per Handzeichen zu verstehen, wie schön die vorbeiziehende Landschaft sei, die sich zu dieser Jahreszeit in saftigem Grün zeigte. Unzählige weiße und gelbe Margeriten standen in Gruppen zusammen auf den Wiesen und erfreuten uns mit ihrem Anblick, da wir gerade aus dem trüben Kölner Vorfrühling kamen.

Am Zielort erwartete uns eine sehr geschmackvolle, ruhige Apartmentanlage. «Hier bin ich schon öfter gewesen», meinte Mutter. Sonst war sie eigentlich nicht für die Abgeschiedenheit zu begeistern, sondern eher für Hotelanlagen mit Diskotheken oder entsprechenden Veranstaltungen – und vor allem bevorzugte sie Strandnähe. Ich war erstaunt über ihre Aussage, aber vielleicht hatte sie ja auf meinen Wunsch nach Ruhe Rücksicht genommen. Ich fühlte mich in unserem schönen Apartment sofort sehr wohl. Wir begannen, die Koffer auszupacken, und auch jetzt hatte ich den Eindruck, dass der Inhalt von Mutters Koffer eher zufällig zusammengewürfelt worden war. So recht passten die Kleidungsstücke weder zusammen noch zu einem Urlaub auf Mallorca. Vom Hosenanzug fehlte die Hose, vom Twinset das Shirt. Auch die ungarische Folklore war hier etwas fehl am Platze. Aber durch geschicktes Zusammenstellen der übrigen Bekleidungsstücke und mehrmalige kleine Handwäsche war das zu überbrücken, beruhigte ich sie und mich.

Ich begann, verschiedene Ausflüge zu planen, um Mutter Seiten der Insel zu zeigen, von denen ich sicher war, dass sie diese nie besucht hatte. Aber wo wir auch hinkamen – sie sagte immer das Gleiche: «Kenne ich schon, haben wir früher auch gemacht.» Langsam, aber sicher wurde ich sauer. Ich wusste, dass sie nie an diesen Orten gewesen war, wollte uns jedoch die Laune nicht verderben. Wir waren schließlich im Urlaub, und ich war einfach nur froh, mit Mutter hier zu sein.

Am nächsten Morgen machten wir uns nach dem Frühstück auf und fuhren mit dem gemieteten Pkw nach Palma zum Bummeln. Anschließend wollten wir dort zu Mittag essen. In der Altstadt gab es eine kleine, typisch mallorquinische Tapas-Bar. Bereits die Fahrt nach Palma kostete mich jedoch einige Nerven. Ständig bremste Mutter mit. Hielt sich am Türgriff fest und fuchtelte wild mit den Händen durch die Luft. Ich hätte noch Verständnis dafür gehabt, wenn ich gerade meinen Führerschein gemacht hätte und rücksichtslos drauflosgefahren wäre, mitten in den dicksten Straßenverkehr hinein. Aber außer uns war sonst kaum jemand auf der Straße. Als ich sie schließlich etwas gereizt darauf ansprach, was ihr Verhalten solle, murmelte sie etwas von Kleinwagen und unser Auto zu Hause sei größer und sicherer gewesen.

In Palma angekommen, parkten wir in einer kleinen Seitenstraße und machten uns auf den Weg zur Kathedrale. Die große Treppe, die hinaufführte, wurde von Frauen belagert, denen man nachsagte, sie würden Touristen bestehlen. Sie böten ihnen Rosen an, und es sei bekannt, dass man wie ein Schießhund auf Handtasche und Geldbörse aufpassen müsse. Während eine die Rose überreiche, greife eine andere beherzt zu – Geld und Papiere ade. Das war also hinreichend bekannt, und ich wies meine Mutter noch einmal eindringlich darauf hin. Nicht ahnend, wie sie nun auf die «Damen mit den Rosen» reagieren würde. Wir stiegen die ersten Stufen der Treppe zur Kathedrale hinauf, als bereits drei Frauen unterschiedlichen Alters auf uns zukamen. Ich ließ meine Mutter, die ungefähr zwei Meter vor mir ging, nicht aus den Augen. Als die erste Frau sie erreichte und ihr eine Blume übergeben wollte, schubste meine Mutter sie unwirsch von sich. In dem Moment erreichten sie die beiden anderen Frauen. Meine Mutter fing sofort an, ohne auch nur einmal Luft zu holen, die Frauen auf das übelste zu beschimpfen. Ich wusste gar nicht, dass sie solche Kraftausdrücke kannte! Sie hatte die Faust geballt, und ich bekam Angst, dass sie nun auch noch auf die Frauen einschlagen wollte. Ich machte einen Satz nach vorne und stellte mich neben sie. Die Frauen forderte ich auf, sich davonzumachen, so hatte ich es von früheren Aufenthalten durch Stadtführer gelernt. Es war keine große Mühe, sie zu verscheuchen, die drei waren bereits hinreichend erschrocken über die resolute ältere Dame, die da auf sie einschimpfte. Als sich auch noch Passanten einmischten, waren die Gaunerinnen in null Komma nichts nicht mehr zu sehen. Meine Mutter strahlte, und ich fand, dass sie doch recht mutig war. Sie hatte sich aus meiner Sicht mit Recht angegriffen gefühlt. Aber hatte sie da nicht ein wenig überreagiert? Resolut und temperamentvoll war sie schon immer gewesen. Vielleicht hatte sie auch bei ihren früheren Aufenthalten in Palma bereits Erfahrungen mit den zwielichtigen Damen gemacht, ohne uns etwas davon zu erzählen? Ich wischte den Gedanken beiseite, und wir besichtigten die Kathedrale, begleitet von Mutters Standard-Kommentar «Kenn ich doch alles». Ich war froh, als wir uns nach etwa einer halben Stunde auf den Weg zu der besagten Tapas-Bar machten.

Unterwegs kamen wir noch an einem wunderschönen, kleinen Café vorbei, mit einem für Palma typischen Innenhof, der mit dunkelrosé blühenden Bougainvilleen und Clematis bewachsen war. Eine große Palme stand in der Mitte, und darunter plätscherte ein alter Brunnen, das große, schmiedeeiserne Tor stand halb offen, und der Anblick war einfach wunderschön. In den vergangenen Jahren hatte ich hier immer mal wieder meinen Kaffee getrunken und typisches mallorquinisches

Mandelgebäck dazu gegessen. Ich wollte dieses Motiv gerne fotografieren, während meine Mutter mit einem «Ja, kenne ich schon» ungerührt weiterging. Leider in die falsche Richtung. Nachdem ich sie etwas entnervt wieder «eingefangen» hatte, setzten wir unseren Weg durch die Gassen in Richtung Tapas-Bar fort.

Wir hatten Glück und fanden noch zwei Plätze an einem Tisch, der direkt an der Wand gegenüber der Theke stand. In der nächsten Viertelstunde füllte sich die kleine Bar zusehends mit Angestellten aus der nahe gelegenen Bank, die ihre Mittagspause hier verbrachten. Mutter wirkte auf einmal sehr unsicher und nervös. Während ich an der Theke die Tapas für uns beide aussuchte, blickte sie immer wieder ängstlich um sich. Sie beruhigte sich erst, als ich mich mit den beiden gefüllten Tellern zu ihr setzte und der Kellner uns zwei Gläser Rotwein an den Tisch brachte. War es der Wein oder das Essen, Mutter entspannte sich zusehends. Vielleicht, weil sie spürte, dass ihr hier keine Gefahr drohte. Dennoch war sie froh, als ich bezahlte und mit ihr die Bar und die engen Gassen verließ. Als wir Palmas Prachtboulevard erreichten, war sie fast wieder die «Alte».

Einige Tage später und um ihr eine Freude zu machen, besuchten wir ein bekanntes, sehr luxuriöses Einkaufscenter, in dem vorwiegend ausgefallene, sehr elegante Damen-Mode angeboten wurde. Angefangen von Dessous über Oberbekleidung, Schuhe, bis hin zu den passenden Accessoires und mallorquinischem, kunstvoll gearbeitetem Schmuck.

Ein anderer, wesentlich kleinerer Bereich zeigte stilvolle Wohnungseinrichtungen, deren Details perfekt aufeinander abgestimmt waren. Ich empfand es als Wohltat, mir in entspannter Urlaubslaune diese Angebote anschauen zu können.

Nicht aber meine Mutter. Sie drückte sich an der Wand entlang, als wollte sie mit alledem nichts zu tun haben. Nichts gefiel ihr oder interessierte sie an diesen Dingen, die sie früher immer so sehr gemocht hatte. Als ich vorschlug, weiterzufahren, lief sie sofort los in Richtung Parkplatz. Auf der Rückfahrt zum Hotel ließ ihre Anspannung spürbar nach, und meine Ratlosigkeit angesichts ihres Verhaltens nahm zu.

Am nächsten Tag buchte ich als besondere Überraschung einen Ausflug auf einem Luftkissenboot. Die Fahrt sollte einmal rund um die Insel gehen, mit einem Zwischenstopp im Hafen von Soller. Es war ein strahlend schöner Tag, und ich freute mich sehr darauf. Mutter schien ebenfalls ganz begeistert zu sein und hatte sich richtig schick gemacht. Allerdings unpassend zu diesem Anlass: Sie trug einen dünnen Rock und einen ebenso dünnen Pullover, dazu offene Schuhe. Es war erst März, und auf dem Boot würde es sicherlich recht kühl sein. Ich empfahl ihr, sich doch vielleicht etwas anderes anzuziehen. Sie nickte mir strahlend zu, machte aber keinerlei Anstalten, meinen Rat zu befolgen. Ich hatte das Gefühl, dass sie mich nicht verstand, und half ihr deshalb, die passenden Sachen aus dem Schrank zu holen, und wartete, bis sie sich umgezogen hatte. Als wir im Hafen ankamen und das Boot besteigen wollten, hielt sie sich krampfhaft an meinem Arm fest. Sie hatte eindeutig Angst. Ich war sprachlos: Meine Mutter hatte in den vergangenen Jahren jedes noch so klapprige Flugzeug, jeden Bus und jede Nil-Fähre bestiegen, die in Deutschland durch keinen TÜV mehr gekommen und längst auf dem Schrott gelandet wären. Sie machte Ausflüge während ihrer Reisen, zu denen nicht nur mir der Mut gefehlt hätte. Und diese Frau hatte nun Angst, mit mir dieses Boot zu besteigen! Einen Grund konnte sie mir nicht nennen.

Schließlich konnte ich Mutter mit Geduld und Hilfe des Kapitäns doch dazu überreden, das Boot zu betreten, aber sie machte während der gesamten Fahrt einen bedrückten Eindruck. Sie wollte unbedingt in der Nähe des Ausstiegs stehen bleiben und nahm die unglaublich schöne Kulisse der Insel gar nicht wahr. Als wir wieder im Hafen ankamen, schien sie erleichtert, das Boot endlich verlassen zu können.

Beim Abendessen im Hotel stellte ich zum wiederholten Male fest, dass die Mahlzeiten meiner Mutter eine ganz besondere Freude bereiteten. Sie ließ keine der angebotenen Speisen am Büfett aus und probierte gleich mehrmals hintereinander. Sie, die sonst immer so sehr darauf bedacht war, nicht zuzunehmen, schien hier sämtliche Kalorien außer Acht zu lassen. Der Rotwein am Abend schien ihr ebenfalls sehr zu entsprechen, und zu meinem Erstaunen saß sie zwischendurch öfter mal am Pool und löffelte eine riesige Portion Eis. Aber meine Mutter mochte gar kein Eis!

Trotz dieser merkwürdigen Entwicklungen gab es in diesem Urlaub jedoch auch Situationen, die Mutter sichtlich genoss und an die sie sich auch später, als ihre Krankheit schon weit fortgeschritten war, noch gut erinnern konnte und immer wieder herzlich lachte, wenn ich sie zum Besten gab.

Es war beim Frühstück, als sie bereits das dritte Mal unterwegs zum Büfett war. Diesmal dauerte es jedoch ungewöhnlich lange, bis sie zurückkam, und ich schaute nach, wo sie blieb. Als ich sie fand, bot sich mir folgender Anblick: Mit halb vollem Teller in der Hand stand sie vor dem reichgedeckten Tresen und lachte Tränen. Der stark übergewichtige junge Koch in seiner viel zu engen Arbeitsbekleidung war wohl ausgerutscht. Aufgrund seiner Körperfülle hatte jedoch nicht nur der Stoff seiner Hose nachgegeben, sondern der arme Kerl war, bedingt durch den Platzmangel hinter dem Tresen, auch nicht mehr in der Lage, sich allein aus dieser misslichen Situation zu befreien. Das Lachen meiner Mutter war so ansteckend, dass ich Not hatte, nicht ungebremst mitzulachen und dem Koch noch mehr Schamesröte ins Gesicht zu treiben. Ich sorgte dafür, dass ein Kellner ihm wieder auf die Beine half, und ging mit meiner Mutter, die gar nicht mehr aufhörte zu lachen, zurück an unseren Tisch. Auf dem Weg dorthin ließ sie keine Gelegenheit aus, jedem, der es hören wollte, vom gestürzten Koch zu erzählen. Ihre Fröhlichkeit war schließlich so ansteckend, dass ich auch nicht mehr länger an mich halten konnte und ebenfalls herzhaft lachen musste. Dem armen Kerl war ja außer seiner kaputten Hose nicht viel passiert.

Ein weiteres Erlebnis, an das wir uns gern erinnern, war der Abend, an dem wir zu einer Flamenco-Vorstellung mit anschließendem Diner im Restaurant der Apartment-Anlage angemeldet waren. Am Nachmittag verschwand Mutter im Bad, um sich die Haare zu machen. Als sie herauskam, war ihr Kopf zwar nass, die Haare aber waren nicht gewaschen. «Ich weiß gar nicht, wo meine Sachen sind.» Damit meinte sie wohl Shampoo, Festiger und vor allen Dingen ihre Lockenwickler. Auch nach längerem Suchen waren diese Utensilien jedoch nicht zu finden. Ich fragte nicht nach, obwohl es sicherlich an der Zeit gewesen wäre, da die Ungereimtheiten sich mittlerweile häuften. Aber ich wollte die gelöste Urlaubsstimmung nicht trüben. Da ich selbst weder Festiger noch Lockenwickler benutze, wusste ich beim besten Willen auch nicht, wie wir sie ohne die vorhandenen Hilfsmittel halbwegs salontauglich frisieren sollten. «Ich laufe schnell ins Dorf und schau, ob es hier einen Friseur gibt», rief ich ihr zu und war schon zur Tür raus. Ich rannte durch den ganzen Ort, und zu meiner großen Erleichterung hatte der ortsansässige Friseur noch geöffnet. Das war zwar mehr ein Barbier als ein Coiffeur, aber ich bat ihn, Mutter noch dranzunehmen, rannte zurück und traf sie weinend auf dem Bett sitzend an. «Komm, nun sei nicht traurig, ich habe noch einen Friseur gefunden, der dich für heute Abend schick macht.» Daraufhin strahlte sie mich an wie ein kleines Kind, dem man ein Bonbon geschenkt hat. Während ihr der Meister persönlich die Haare schnitt, zwinkerte sie mir immer wieder belustigt zu. Der Salon wie auch der Inhaber hatten ihre besten Jahre schon lange hinter sich. Die Elektrokabel waren wenig vertrauenerweckend über dem Putz verlegt, und der einzige Rasiersessel wurde mit einem Fußpedal nach oben gepumpt. Mutter hing sozusagen unter der Decke in minimalem Abstand zu den Kabeln. Unser Figaro selbst schien in jüngeren Jahren bei der Damenwelt einen großen Stein im Brett gehabt zu haben. Jedenfalls benahm er sich so und schien zu ignorieren, dass inzwischen bestimmt ein Vierteljahrhundert vergangen war. Vielleicht war deshalb Mutters Frisur nicht der neueste Hit, aber sie sah immer noch besser aus, als wenn ich mich daran versucht hätte. Mutter jedenfalls fühlte sich in dem antiquierten Ambiente recht wohl, während ich mich erst entspannte, als sie unversehrt vom Stuhl stieg.

Am Abend trat dann die Flamenco-Gruppe auf, dessen Vortänzer ein wenig zu dick für das Kostüm, ein wenig zu alt und ein wenig zu schwul war. Wir konnten uns vor Lachen kaum beherrschen und haben auch noch Monate danach immer wieder unseren Spaß an diesem Auftritt gehabt.

Bei dieser Gelegenheit lernten wir auch eine junge, dunkelhäutige Amerikanerin kennen, die sich mit ihrem Schweizer Freund mehrmals im Jahr in der Anlage traf. Es ergab sich ein angeregtes Gespräch, da die beiden ein sehr interessantes, ungewöhnliches Leben führten. Sie kam aus Kalifornien, wo sie eine gutbesuchte Galerie betrieb, in der sie die Bilder ihres verstorbenen Vaters ausstellte und verkaufte. Ihr Freund lebte in Zürich, wo er als Zahnarzt eine gutgehende Praxis unterhielt. Sie waren schon seit vielen Jahren zusammen und trafen sich, so oft es ging. Meist einmal im Monat. Und dann häufig in dieser Anlage, in der sie auch eine Wohnung hatten. Erstaunlich an dieser Begegnung war jedoch vor allem, dass sich auch meine Mutter rege an der Unterhaltung beteiligte. Wir sprachen ausschließlich Englisch, doch sie konnte diese Sprache weder sprechen noch verstehen. Trotzdem gab sie Kommentare ab und unterstrich diese mit intensiver Mimik und Gestik. Mutter ist die geborene Entertainerin. Ich verstand zwar größtenteils den Sinn ihrer Äußerungen nicht, versuchte aber eine für den Gesprächsverlauf sinnvolle Übersetzung. Aufgrund der lockeren Atmosphäre, der gelösten Stimmung, der Situationskomik und des Rotweins verbrachten wir schließlich alle einen gelungenen Abend miteinander. Es war die Fähigkeit meiner Mutter, Defizite zu überspielen, die ihr sowohl an diesem Abend zugute kam, als auch im späteren Verlauf ihrer Krankheit immer wieder hilfreich war.

Zum Abschluss unseres Urlaubs starteten wir nach dem – wie immer ausgiebigen – Frühstück zu einem Ausflug ins Landesinnere. Ich hatte wieder den kleinen Wagen gemietet, und Mutter saß diesmal ruhig und zufrieden neben mir. Wir hatten keine feste Route geplant und hielten einfach an den Stellen, an denen es uns gefiel. Mutter sagte auch nicht zum wiederholten Male «Kenne ich schon, haben wir früher schon gemacht», sondern schien sehr interessiert. Jedoch auch immer ein wenig ängstlich. Einmal war die Straße zu schmal, dann war es zu einsam, das nächste Mal waren wir zu nah an den Klippen und so weiter.

Als es Zeit zum Mittagessen war, suchten wir in einem kleinen Dorf nach einem Lokal, um dort einkehren zu können. Nach kurzer Zeit hatten wir den einzigen Gasthof ausfindig gemacht. Ein kleines, sauberes Lokal, in dessen Innenraum nur Einheimische und keine Touristen anzutreffen waren, was mir sehr gut gefiel. Nur Mutter schien sich wieder nicht wohl zu fühlen. «Lass uns lieber wieder gehen. Hier ist es so unheimlich», flüsterte sie mir zu. Als jedoch die Wirtin freundlich auf uns zukam, war meine Mutter wie umgewandelt und plapperte fröhlich auf sie ein, erzählte, woher wir kamen und dass wir jetzt Hunger hätten. Dass die arme Frau nur Bruchteile davon verstand, machte ihr nichts aus. So setzten wir uns an einen Tisch am Fenster und bestellten Lamm-Koteletts vom Grill, Pommes frites und Salat. Dass Mutter gerne Lamm mochte, wusste ich, aber Pommes frites?! Als das Essen serviert wurde, legte sie wieder den mir neuen Appetit an den Tag und ließ es sich schmecken. Dabei schienen ihr allerdings auf einmal auch bestimmte Tischmanieren abhanden gekommen zu sein. Sie aß die Pommes mit den Fingern und nagte anschließend die Knochen der Koteletts ab. Ich war schon froh, dass sie sie nicht auch noch hinter sich warf. Von ihrer anfänglichen Angst war nichts mehr zu spüren. Ihr Interesse galt ausschließlich dem Essen.

Die Rechnung übernahm erneut ich, da meine Mutter, wie sich herausgestellt hatte, gar kein Portemonnaie, kein Geld und auch keine Scheckkarte dabeihatte. Das erschreckte mich schon. Sie sagte jedoch ganz ruhig und selbstverständlich, dass sie sicherlich alles zu Hause liegen gelassen habe. Gott sei Dank hatte ich ja genügend Bargeld dabei.

Hinter der Glastür, die die Fluggäste am Gepäckband von den Angehörigen in der Lounge trennt, warteten mein Bruder und seine Frau. Sie waren einige Tage zuvor in Köln angekommen und hatten die Zeit unter anderem damit verbracht, in Mutters Wohnung nach dem Rechten zu sehen, was den beiden wohl zu schaffen gemacht hatte. «Wie war es denn?», fragt meine Schwägerin. «Richtig klasse. Mutter war völlig pflegeleicht. Wir haben uns gut erholt und interessante Entdeckungen gemacht», antwortete ich und schaute in Petras erstauntes Gesicht. Ich meinte das ehrlich, wir hatten einen unbeschwerten Urlaub verlebt. Wer vergisst nicht schon mal etwas beim Einpacken? Ich hatte mich jedenfalls gut erholt und viel Spaß mit Mutter.

«Wir haben hier auch interessante Entdeckungen gemacht, aber darüber können wir ja später reden», murmelte Petra, da Mutter bereits hellhörig geworden war. Ich nahm Petras Antwort nicht sonderlich ernst und sollte mich erst später wieder daran erinnern.

Nachdem wir Mutter bei sich zu Hause abgesetzt hatten, hatten Karlheinz, Petra und ich Gelegenheit, ohne ihr Beisein über die Veränderungen zu reden, die uns an Mutter aufgefallen sind. Mein Bruder erzählte, wie er während unseres Urlaubs auf Mallorca die Zeit genutzt hatte, um ihre Akten zu sortieren. Dabei bemerkte er, dass erhebliche Geldbeträge auf ihren Konten fehlten. Er fand die Rechnung einer Boutique, wo Mutter für zwei Hosen und einen Pullover sage und schreibe 5000 DM bezahlt hatte. «Sie ist doch sonst nicht so sorglos im Umgang mit Geld», meinte er, und ich war doch ziemlich erschrocken. Jetzt fiel mir auch wieder ein, dass Mutter ohne jeglichen Pfennig Geld nach Mallorca geflogen war. Sie hatte ihr Portemonnaie tatsächlich zu Hause liegen lassen. Karlheinz hatte es in der Wohnung gesehen. Es war leer.

Doch das war nicht alles. Im Wandschrank im Flur hatte Karlheinz ein Warenlager mit Produkten von sämtlichen in Deutschland verfügbaren Versandhäusern gefunden. Von der Herrenunterwäsche über Kinderspielzeug, Elektrowickler, Handtücher, Spiele-Sammlungen, Wärmflaschen, Hautcremes bis hin zu Wohn-Accessoires, die auf einem orientalischen Basar nicht weiter aufgefallen wären, aber zu Mutters bisherigem Geschmack in einem erheblichen Kontrast standen.

«Vielleicht sind die Herrendessous ja für dich zu Weihnachten», versuchte ich zu scherzen, aber so richtig zum Lachen war uns gar nicht mehr zumute.

Wir beschlossen erst einmal, dass wir die Situation weiter beobachten wollen. Was blieb uns auch anderes übrig?

Und jetzt, drei Jahre später, hatte sich das merkwürdige Verhalten von Mutter verschärft. Rückblickend erinnere ich mich deshalb auch heute noch an einen, wenn auch etwas ungewöhnlichen, so doch wunderschönen Urlaub mit meiner Mutter. Wenn ich zu dieser Zeit geahnt hätte, dass dies das letzte Mal sein würde, hätte ich ihr sicherlich den Aufenthalt noch schöner gestaltet. Mit Wehmut denke ich daran zurück, denn so ausgelassen und unbeschwert habe ich sie danach leider nie wieder erlebt.

Das Wochenende naht, und wir sind bei einem entfernten Verwandten zum Geburtstag eingeladen. Mutter weiß mal wieder nicht, was sie anziehen soll, und ist ungewöhnlich unruhig, wenn das Gespräch auf die bevorstehende Einladung kommt. Also suchen Petra, die gerade wieder mit Karlheinz zu Besuch ist, und ich in Mutters Kleiderschrank nach einem passenden Outfit. Das ist ihr gar nicht recht. Aber Petra hat die Gabe, Mutter zu beruhigen und sie davon zu überzeugen, dass wir sie doch nur «schick» machen wollen. Es gelingt ihr immer wieder, gelassen, ruhig und verständnisvoll mit Mutter umzugehen, während meinem Bruder und mir schon mal der Kragen platzt.

Auf Petras Zureden lässt Mutter sich schließlich auf unsere Vorschläge ein. Nach längerem Hin und Her haben wir endlich etwas gefunden, was dem Anlass gerecht wird und vor allen Dingen auch Mutters Rundungen. Sie hat in den letzten Monaten ordentlich an Gewicht zugelegt. Kein Wunder, wenn ich an ihren Appetit in letzter Zeit denke.

Als wir auf der Feier ankommen, fällt Mutter zur Begrüßung gleich jedem um den Hals. Auch dem verdutzten Kellner. Beim gemeinsamen Posieren für ein Erinnerungsfoto hampelt sie herum wie ein Kindergartenkind. Langsam verliert mein Bruder die Geduld und weist sie leise zurecht. Als er sich umdreht, zeigt sie ihm hinter seinem Rücken einen Vogel. Wenn ich mir heute die Fotografien ansehe, war auch ihr Gesichtsausdruck bereits verändert. Sie schien schon gar nicht mehr dazuzugehören.

Beim Essen beteiligt sich Mutter rege an der Unterhaltung. Aber zum Erstaunen aller Anwesenden spricht sie über ein völlig anderes Thema. Peinlich berührt bemühen sich die übrigen Gäste, höflich darüber hinwegzusehen. Irgendwann scheint sie zu merken, dass sie etwas verkehrt macht, und antwortet nur noch, wenn sie glaubt, sich sicher zu sein. Aber leider trotzdem immer noch an der falschen Stelle.

Wie so häufig in letzter Zeit, schiebt Mutter die Schuld gerne auf ihre Brille, wenn sie etwas nicht richtig einschätzen oder kommentieren kann, so auch diesmal. Entweder sie hat die Brille nicht dabei, oder es ist angeblich ihre alte, oder sie behauptet, sie brauche dringend eine neue. Wird aber einer von uns konkret und macht ihr das Angebot, mit ihr zum Optiker zu gehen, wiegelt sie alles schnell ab und wechselt das Thema. Auch unsere Nachfragen, was die Brille denn mit ihrem Verhalten zu tun habe, machen sie aggressiv. Ich weiß mir keinen Rat. Erst viel später sollte ich erfahren, warum Mutter zu diesem Zeitpunkt Dinge nicht mehr richtig benennen und Zusammenhänge nicht mehr richtig deuten konnte.

Am späten Nachmittag fahren Karlheinz und Petra direkt von der Feier wieder nach Stuttgart. Wohl ist uns dreien nicht. Nur Mutter scheint erleichtert. Die Feier war für sie eine Hürde, die sie nun genommen hat. Jetzt kann sie wieder in ihren gewohnten Trott verfallen, in dem sie sich sicher und aufgehoben fühlt.

Durch das beherzte Eingreifen meines Bruders ermutigt, beginne nun auch ich, mich in Mutters Wohnung etwas genauer umzusehen. Der größte Teil ihres Küchengeschirrs steht verschmutzt im Schrank. Die Gewürze und Fertiggerichte haben ihre besten Tage längst hinter sich. Der Backofen ist verkrustet. In den Schubladen herrscht heilloses Chaos. Ich bin wie vor den Kopf gestoßen – das ist ja noch schlimmer, als Karlheinz geschildert hat! Während ich die Küche genauer unter die Lupe nehme, versucht Mutter, mich immer wieder weg ins Wohnzimmer zu locken.

Es ist tatsächlich wie aus dem Lehrbuch über die ersten Anzeichen bei demenziell erkrankten Menschen. Die Fassade steht aufrecht. Aber dahinter ist bereits unbemerkt von uns alles in sich zusammengebrochen.

Die Indizien, dass mit Mutter etwas nicht stimmt, nehmen zu. Im Nachhinein liegen die Anzeichen so deutlich vor mir, dass ich nicht mehr begreife, wie ich sie so lange übersehen konnte. Oder nicht sehen wollte? Da ist zum Beispiel die Geschichte mit dem Färben der Haare: Schon seit einigen Jahren macht sie das selbst und noch dazu mit ausgesprochenem Geschick. Sie hat sogar den Mut, zwei Farbtöne zu mischen, und das Ergebnis kann sich durchaus sehen lassen. Irgendwann beginnen sich jedoch ihre Bitten zu häufen, dass ich ihr dabei helfen möge. Warum nicht? Sie erklärt mir am Telefon, welche Farbe genau ich im nahe gelegenen Einkaufscenter besorgen soll, weil sie angeblich in dem Ort, in dem sie wohnt, nicht zu bekommen ist. Bei nächster Gelegenheit gehe ich in die Drogerie, um die Farbe zu kaufen Aber entweder stimmt die Firma nicht, oder die Nummer der Farbnuance ist falsch, jedenfalls finde ich sie nicht. Um sicherzugehen, rufe ich Mutter noch einmal an und frage auch danach, dass sie doch sonst zwei Farben mischen würde. «Schon lange nicht mehr», erwidert sie, aber die Antwort auf die genaue Farbe bleibt sie mir weiterhin schuldig. «Ich sehe einfach mal, ob ich etwas Ähnliches bekomme», sage ich schnell, weil ich mit ihrem Verhalten wieder mal nichts anzufangen weiß. Es wäre ihr doch früher nie egal gewesen, welche Farbnuance ihre Haare haben! Gott sei Dank ist meine Tochter dabei, die mir ein wenig auf die Sprünge helfen kann und zumindest die Herstellerfirma weiß. Wir einigen uns auf einen Farbton, der uns ähnlich dem vorkommt, den Mutter immer verwendet.

Kurze Zeit später fahre ich zu ihr und bin gespannt, was sie zu der Farbe sagen wird. Ich habe mich wie immer telefonisch angekündigt, aber als ich bei ihr ankomme, scheint sie völlig überrascht, mich zu sehen, freut sich überschwänglich und drückt mich fest an sich, als wenn wir uns monatelang nicht gesehen und gehört hätten. Wieder so ein Mosaiksteinchen. Leise «Zahnschmerzen», die in letzter Zeit immer häufiger auftreten. Dieses Bild zeigt für mich am besten, warum uns die kleinen, alltäglichen Veränderungen an ihr nicht eher aufgefallen sind. Sie sind eben wie Zahnschmerzen, die kommen und gehen. Sie blitzen kurz auf, und schon sind sie wieder vergessen. Außerdem entwickle ich in dieser Zeit ein Verhalten, das verhindert, dass manche Situationen immer peinlicher werden. Ich lenke ab oder weiche aus, weil ich mich den unangenehmen Situationen entziehen will.

Ich zeige ihr also die mitgebrachte Farbe und rechne damit, dass sie sagen wird, dass das nicht die richtige ist. «Super», meint sie, nimmt die Farbe und geht damit aus dem Raum. Ich brauche einige Sekunden, um zu realisieren, was da gerade – mal wieder – geschehen ist, und gehe los, um zu schauen, wo sie abgeblieben ist.

Sie steht leise summend in der Küche und sortiert Zeitungsausschnitte, die sie in einer Schublade aufbewahrt. Als sie mich bemerkt, zeigt sie mir einen Ausschnitt, auf dem ein kleines Kätzchen zu sehen ist. «Was für ein kleines Schnäuzchen das hat», sagt sie und spitzt dabei die Lippen.

«O ja», meine ich leicht irritiert und frage nach, was denn

nun mit dem Haarefärben sei. «Och, heute nicht.» Perplex und verärgert zugleich frage ich mich, warum ich mich eigentlich so beeilt habe. Es scheint ihr egal zu sein, ob ich die richtige Farbe bekommen habe, ob ich mir extra für sie den Nachmittag frei genommen habe und anscheinend auch, ob ich überhaupt da bin. Ich mache eine Faust in der Tasche und fahre kurze Zeit später ziemlich frustriert nach Hause. Soll sie doch sehen, wie und wer ihr die Haare färbt.

Zu Hause angekommen, wundert sich Jennifer, dass ich schon wieder zurück bin. Ich erzähle ihr, was ich erlebt habe, und auch sie schüttelt nur den Kopf, denn sie weiß, unter welchem erheblichen Zeitdruck ich momentan stehe. Flexible Arbeitszeit hin oder her, die vereinbarten Stunden muss ich bringen, einen eigenen Haushalt habe ich ebenfalls, und Jennifer ist schließlich auch noch da. Und dabei fahre ich sowieso schon inzwischen dreimal so häufig wie früher zu meiner Mutter und bleibe wesentlich länger als sonst.

Bei meinem nächsten Besuch, ungefähr vier Tage später, hat sich Mutter die Haare selbst gefärbt. Dies muss sie allerdings im Dunkeln gemacht haben. Die Haare wirken ungleichmäßig und fleckig. «Wie siehst du denn aus», entfährt es mir wenig höflich schon in der Diele. «Ach, ich habe mich da bei der Farbe vergriffen. Ich hatte keine Brille dabei», antwortete sie leicht gereizt. «Ich habe dir doch am Montag deine Farbe gebracht. Warum hast du denn nicht auf mich gewartet? Ich wollte dir doch schon am Montag die Haare machen.» – «Ja, ja. Hat deine Mutter mal was falsch gemacht. Ja, und?», antwortet sie ziemlich trotzig. «*Du* musst doch so rumlaufen, nicht ich. Ich glaube, ich fahre jetzt besser wieder», erwidere ich ziemlich gereizt, woraufhin sie mich einfach stehen lässt und summend ins Wohnzimmer geht. Jetzt habe ich die Nase aber gestrichen voll. Ich packe meine Sachen und schlage die Haustür hinter mir zu. Als ich im Auto sitze, nehme ich mir fest vor, sie in der nächsten

Zeit schmoren zu lassen. So kann sie nicht mit mir umgehen, soll sie sich doch einen anderen Dummen suchen für ihre Launen! Die Autofahrt nach Hause beruhigt mich einigermaßen. Nüchtern betrachtet, passt das genau in die Schilderungen meines Bruders: Es ist nicht zu leugnen, unsere Mutter wird alt.

Die Monate vergehen, und eigentlich passieren keine gravierenden Dinge mehr. Vermutlich habe ich Mutter, bedingt durch die Gespräche mit Karlheinz und zwei bis drei etwas seltsame Begebenheiten, zu kritisch beobachtet. Mutter und ich telefonieren täglich. Immer häufiger bin jedoch ich diejenige, die anruft, und immer öfter habe ich den Eindruck, dass sie sehr bedrückt ist. «Das wird alles besser, wenn es erst einmal Frühling wird», ist ihr Standardsatz. Aber es ist doch bereits Sommer!

Ich spreche mit Jennifer darüber, dass meine Mutter wohl etwas verkalkt, weil sie die Jahreszeiten nicht mehr so richtig auseinander halten kann, und auch darüber, dass sich Mutters Wohnung verändert hat. Nicht auf den ersten Blick, so wie ihre eigene Veränderung. Aber ihre Wohnung ist nicht mehr so, wie sie mal war. Nicht mehr so gemütlich, so außergewöhnlich, so sauber. Irgendwie verschwinden die Konturen, die ihr Selbst ausmachen. Es scheint sie nicht zu stören. Vielleicht ist sie ja nur nicht gut drauf im Moment, oder es ist tatsächlich ihr Alter, rede ich mir ein. Und doch: Die Blumenkästen sind nicht mehr bepflanzt, sondern voll gestopft mit Plastikblumen, Windrädchen und Vögeln aus Kunststoff. Dabei ist es ihr immer wichtig gewesen, je nach Saison auch hier eine ausgefallene Dekoration zu haben. Und der Haselnusszweig über der Eckbank, der dort seit vielen Jahren hängt, immer passend zur jeweiligen Jahreszeit geschmückt: Weihnachten, Karneval, Frühling, Ostern, Sommer oder Herbst und Winter. Immer öfter blieben einige Teile der vorherigen Dekoration hängen. Inzwischen hängt alles gleichzeitig daran. Auch dies vollzieht sich schleichend. Erst machte es den Eindruck, sie hätte den einen oder anderen Weihnachtsartikel vergessen abzunehmen, obwohl es bereits Zeit für die Luftschlangen zu Karneval ist. Als jedoch auch noch die Ostereier aus Glas dazukommen sowie Stoffblumen und Eichhörnchen, spreche ich sie doch darauf an. Sie hat aber nur ein herzliches Lachen als Antwort und ein «Ja, und?», dessen Tonfall mich an einen pubertierenden Teenager erinnert. So war sie schon immer, wenn ihr eine Frage unangenehm war. Also dringe ich nicht weiter in sie, schelte mich als übersensibel, da sie doch jetzt völlig normal reagiert.

Wie lange es ihr doch möglich gewesen war, uns mit dieser Fassade hinters Licht zu führen! Sie hat wohl schon früh geahnt, dass etwas mit ihr nicht stimmt. War es ihre größte Angst, im Alter den Verstand zu verlieren? So lebensbejahend wie meine Mutter immer gewesen ist, kann ich mir nicht vorstellen, dass sie sich im Vorfeld intensiv mit dem Thema Alter auseinander gesetzt hat. Sie sprach zwar immer davon, dass man eine gewisse geistige Prophylaxe betreiben sollte, damit man auch im hohen Alter noch fit ist. Ihr Bestreben war es jedenfalls, ihre Defizite vor der Umwelt zu verbergen. Fragen werden mit Allgemeinplätzen oder Gegenfragen beantwortet. Dinge, die sie sich nicht mehr zutraut, werden einfach unterlassen und bei direkter Nachfrage mit fadenscheinigen Begründungen abgelehnt. So ging sie zum Beispiel nicht mehr zum Kegeln, weil ihr die Kegelschwestern «zu blöd» seien. Später vermuteten wir, dass sie sich wahrscheinlich abends nicht mehr aus dem Haus traute, weil sie fürchtete, den Rückweg nicht mehr zu finden.

Die Fassade diente ihr als Schutz. Dabei wäre es gerade am Anfang wichtig gewesen, zu wissen, was mit ihr los war, um frühzeitig noch etwas unternehmen zu können. Anzeichen dafür gab es, im Nachhinein betrachtet, genügend.

Im Juni 1999 fahre ich das erste Mal in meinem Leben zur Kur. An den Chiemsee. Mein Hausarzt hat mich wegen meiner bereits vor Jahren operierten Bandscheiben und der ständigen beruflichen Belastung dazu überredet. Am Chiemsee will ich mich auch mit meiner Schwägerin Petra treffen, die sich dort zur Nachsorge nach einer Krebsoperation aufhält. Ich freue mich darauf. Das erste Mal, dass ich mir Zeit für mich nehmen kann und soll. Mutter ist ganz begeistert, als sie davon hört, und erzählt mir von ihren Kuren, die sie früher gemacht hat und wie schön es vor allen Dingen doch am Chiemsee sei und dass sie mir die Kur von ganzem Herzen gönne. Sie habe auch noch ein paar Sachen, die ich unbedingt vor der Reise bei ihr abholen solle. Sie seien sehr praktisch, und ich würde mich sicherlich sehr darüber freuen. Die praktischen Sachen entpuppen sich als Badehaube aus den 60er Jahren mit Plastikblumen darauf und ein Badeanzug, den ich mit 80 Jahren auch noch tragen kann. Der Letztgenannte ist neu und extra in einem Sanitätsfachversand gekauft. Ich weiß nicht so recht, ob ich lachen oder weinen soll. Meine Tochter jedenfalls findet es sehr lustig. Aber das passt alles so ganz und gar nicht zu meiner Mutter! Die hatte ich auf den zahlreichen Urlaubsfotos vom Goldstrand, den Kanaren und Balearen noch nie mit einer solchen Haube gesehen, die mit ihren grellfarbigen Gummiblumen auf blassblauem Untergrund aussah, als stamme sie aus einem 99-Pfennig-Laden. Ein einteiliger, schwarzer Badeanzug war auch noch nie Mutters Geschmack gewesen. Aber ich bereite mich auf meinen Kuraufenthalt vor und vergesse darüber diese etwas sonderbaren Präsente.

Während der kommenden Wochen melde ich mich regelmäßig telefonisch bei ihr. Es scheint alles in Ordnung.

Das Schönste an diesem Kuraufenthalt ist jedoch die Tatsache, dass ich meinen jetzigen Ehemann Wolfgang dort kennen lerne und für mich eine neue, ganz besonders schöne Zeit beginnt. Über zehn Jahre hatte ich mit meiner Tochter allein gelebt und war mit meinem Leben recht zufrieden. Dass ich mich noch einmal verlieben und später sogar noch einmal heiraten würde, wäre mir im Traum nicht eingefallen.

Ein paar Tage nach meiner Rückkehr besuche ich meine Mutter. Nach vier Wochen, die ich nicht mehr bei ihr war, fallen mir ihre Veränderungen und auch der Zustand der Wohnung plötzlich und im Gegensatz zu früher sehr drastisch auf. Sie selbst wirkt ungepflegt, ist nicht geschminkt und nicht frisiert. Ihre sonst immer peinlich genau manikürten und lackierten Fingernägel bieten einen traurigen Anblick. Zu einer dunkelblauen, geblümten Hose im Schlabberlook trägt sie einen lilafarbenen Pullover mit Perlenstickerei. Ich bin so überrascht von ihrem Aussehen, dass ich gar nicht auf den Gedanken komme, sie danach zu fragen, ob alles in Ordnung sei.

In ihrem Wohnzimmer sieht es aus, als wenn sie die Losbude einer Kirmes ausgeraubt hätte. Auf dem Sofa türmen sich Stofftiere in allen erdenklichen Größen und Farben, Plastikpuppen und Teddybären. Fast alle Blumenvasen sind gefüllt. Allerdings nicht mit echten Pflanzen und auch nicht mit schönen Seidenblumen. Sondern mit solchen, die man tatsächlich nur an der Schießbude oder in irgendwelchen Billigläden erstehen kann.

«Wir haben einen neuen Laden hier. Super, einfach super. Ich habe das alles da gekauft. Und die Blumen, die duften», säuselt meine Mutter in einem mir fremden Tonfall, und ich habe das Gefühl, in einem schlechten Film zu sein. Was den Duft angeht, hatte ich bereits beim Betreten der Wohnung ein wenig gestutzt. Was mir da in die Nase stieg, roch unangenehm wie ganz altes Parfum. Und tatsächlich. Sie hält einen uralten Flakon in der Hand und schüttet sich während unseres Gesprächs den Inhalt mit Schwung auf ihren Pullover. Ich bin so perplex, dass ich einfach nur die Balkontür aufreiße und nach Luft ringe. Als Mutter kurze Zeit später das Wohnzimmer verlässt, lasse ich die kleine, stinkende Flasche in meiner Handtasche verschwinden. Etwas Besseres fällt mir in diesem Moment nicht ein.

Mutter kommt ins Zimmer zurück und scheint das Parfum völlig vergessen zu haben. Mir jedoch klopft das Herz bis zum Hals. Um die Situation für mich selbst wieder zu normalisieren, erzähle ich ihr von meinem schönen Kuraufenthalt und natürlich auch, dass ich *den* Traummann kennen gelernt habe und dass Wolfgang mich aus Hessen am nächsten Wochenende gleich besuchen wird. Denn für Wolfgang und mich steht sofort fest: Wir haben uns gesucht und gefunden. «Super, super», ist ihr ganzer Kommentar, und sie beginnt, mir von irgendwelchen Fernsehsendungen zu erzählen, die ich sowieso nicht kenne. Aus Enttäuschung über ihre Reaktion und um das Thema zu wechseln, schlage ich vor, einen Kaffee zu trinken. Sie willigt freudig ein, und als ich bei ihr in der Küche stehe, stelle ich nach längerem Suchen fest, dass sie gar keinen Kaffee mehr hat. Also laufe ich schnell in die nächste Bäckerei. Bei meiner Rückkehr öffnet sie mir freudig die Tür: «Der Kaffee ist schon fertig.» Sie hat in der Zwischenzeit klares Wasser durch die Maschine laufen lassen. Ich bin fassungslos, versuche aber, es zu überspielen.

Auf dem Weg nach Hause gehen mir so viele Gedanken durch den Kopf: Das kann doch nicht nur eine reine Alterserscheinung sein. Die Vernachlässigungen der Körperpflege und Hygiene scheinen mir jetzt erheblich. Der fehlende Kaffee ist nur das i-Tüpfelchen zu den Bemerkungen meines Bruders bezüglich der Lebensmittelvorräte.

Ich beschließe nun endlich, den Veränderungen meiner Mutter auf den Grund zu gehen. Aber wie? Wen soll ich um Rat fragen? Ich kann doch nicht zum Arzt gehen und sagen, dass meine Mutter irgendwie komisch geworden ist. Ihre Veränderungen sind gar nicht richtig greifbar, nicht erklärbar.

Am nächsten Tag rufe ich meine Freundin Anne an. Sie ist Ergotherapeutin in der neurologischen Abteilung der Uni-Klinik Köln. Mir lassen die Vorkommnisse der letzten Zeit einfach keine Ruhe. Da Anne und meine Mutter sich kennen, kommen wir auf die Idee, sie unter irgendeinem Vorwand mal zu besuchen, damit Anne sich selbst ein Bild machen kann. So rufe ich Mutter an und erzähle ihr, dass ich mit Anne in den nächsten Tagen in ihrer Nähe sei und wir gerne vorbeikommen würden. Sie freut sich darüber, aber als wir einige Tage später an Mutters Tür klingeln, rührt sich erst einmal nichts. Nach einer Weile versuche ich es mit Klopfen, und wir können hören, dass jemand da ist und vor sich hin murmelt. Ich rufe «Hallo?!», und das Murmeln nähert sich der Tür. Als Mutter öffnet, freut sie sich sehr über die «Überraschung», mit der sie nun überhaupt nicht gerechnet habe. Wir verhalten uns so, als sollte es eine Überraschung sein. Ist es ja auch. Aber für uns. Es sind keine dreißig Minuten seit meinem letzten Anruf vergangen, bei dem ich ihr unseren Besuch nochmals angekündigt habe. Aber sie scheint sich nicht mehr daran zu erinnern. Wir folgen ihr ins Wohnzimmer, während sie unzusammenhängendes Zeug vor sich hin plappert. Auf den Sesseln türmen sich Pullover, Hosen und Jacken, die sie von einer Seite auf die andere legt, das eine oder andere Teil auseinander faltet, um es Anne und mir zu zeigen. Sie legt es wieder zusammen, dann auf einen Stapel und nimmt das nächste Stück. «Haben Sie den Schrank für die Kleidersammlung aussortiert?», fragt Anne und erntet einen bösen Blick. «Das ist alles neu», meint meine Mutter entrüstet, lässt uns stehen und geht leise summend aus dem Raum. Ich folge ihr und frage, ob ich denn Kaffee aufgießen soll. Sie ist begeistert. «Du kannst ja schon den Tisch decken. Wir haben auch schönen Kuchen mitgebracht», sage ich so beiläufig, wie es mir angesichts dieser Situation möglich ist. «Ja, ja», säuselt meine Mutter und verschwindet wieder in Richtung Wohnzimmer. Ich höre sie mit Anne sprechen und auch, dass der Tisch gedeckt wird, während ich in der Küche verzweifelt versuche, Kaffee zu kochen. Denn es ist mal wieder keiner zu finden, keine Filtertüten und diesmal auch keine Kaffeemaschine mehr. Ich gehe ins Wohnzimmer, um nachzufragen, und werde heute schon zum zweiten Mal überrascht: Alles ist auf der Eckbank der Essecke zusammengestellt. Kaffeemaschine, Filter und Kaffeepulver. Anne macht einen etwas besorgten Gesichtsausdruck, denn Mutter ist dabei, Stück für Stück den Tisch wieder abzuräumen, den Anne gerade gedeckt hat.

Mir fällt auf, dass Mutter immer dann, wenn mehr als eine Person bei ihr zu Besuch ist, völlig unkontrolliert in hektische Betriebsamkeit verfällt.

Irgendwie schaffen wir es doch noch, zusammen Kaffee zu trinken, obwohl Mutter zwischendurch immer wieder aufsteht und in ihrem Schlafzimmer verschwindet. Von dort aus können wir sie murmeln hören. «Du solltest dir schnellstmöglich einen Termin in der Neurologie geben lassen», rät mir Anne. «Das muss abgeklärt werden. Ihr Verhalten kann viele Ursachen haben. Aber warte nicht zu lange damit. Wenn du willst, mache ich einen Termin für euch. Ich sitze ja an der Quelle, dann geht es vielleicht etwas schneller.» Ich bin froh, dass nun auch jemand von außen die Situation miterlebt hat und beurteilen kann.

In den darauffolgenden Tagen stellt Anne mir einen vorerst telefonischen Kontakt mit dem Leitenden Arzt der Gedächtnisambulanz her. Ihm kann ich nun endlich die Auffälligkeiten schildern, die uns so beunruhigen. Er hört sich geduldig meinen Vortrag an und fragt mich dann, wann diese Veränderungen denn ungefähr angefangen hätten. Ob das bereits länger als sechs Monate zurückliegen würde. Und was denn der Hausarzt dazu sagen würde? Vor allen Dingen betont er jedoch, wie wichtig es sei, die Ursache neurologisch abklären zu lassen. Denn es könne sich ja durchaus auch um eine schwerwiegende Erkrankung handeln. Jetzt, wo ich darüber nachdenke, wo es einmal ausgesprochen ist, fallen mir immer mehr Ungereimtheiten auf. Die Unordnung in Mutters Wohnung, ihr Ausweichen während eines Gesprächs, ihre seltsame Art, sich zu kleiden, die Vernachlässigung ihres Äußeren, das ständige Summen und so weiter.

Da die Wartezeiten in der Uni-Klinik sehr lang sind, empfiehlt mir der Arzt einen niedergelassenen Neurologen, den er persönlich kennt aus der Zeit, als sie gemeinsam an der Universitätsklinik gearbeitet haben.

Aus Mutters Erzählungen weiß ich, dass sie früher regelmäßig zu einem Neurologen gegangen ist, um sich dort den Carotis-Druck zur Schlaganfall-Prophylaxe messen zu lassen, eine einfache Untersuchung zur Feststellung von Verkalkungen in der Halsschlagader, die der Arzt mit Stethoskop und Ultraschall durchführen kann. Ging sie dorthin, weil sie bereits spürte, dass irgendetwas mit ihr geschah? Hätte der Arzt nicht schon an ihrem Verhalten feststellen müssen, dass in ihrem Gehirn irgendetwas nicht stimmt? Hat er sie bereits darauf angesprochen, und geht sie deshalb nicht mehr dorthin?

Um eine Überweisung zum besagten Neurologen zu bekommen, setze ich mich mit Mutters Hausarzt in Verbindung, den sie nach ihren eigenen Aussagen regelmäßig aufsucht. Der ist jedoch ganz erstaunt, etwas über meine Mutter zu hören. Er hat sie seit über zwei Jahren nicht mehr in seiner Praxis gesehen.

Fest entschlossen, der Sache auf den Grund zu gehen, bitte ich meine Mutter, sich untersuchen zu lassen. Allerdings habe ich nicht damit gerechnet, dass ihr Widerstand so groß sein würde: «Mutter, wie sieht es aus, müsstest du nicht wieder mal zum Arzt zur Vorsorge, zum Beispiel zur Messung des Carotis-Drucks?» – «Nein, ich brauche nicht zum Arzt, ich bin doch nicht krank!», ist die prompte Antwort. So geht es ein paarmal hin und her. «Aber ich müsste mal zum Neurologen wegen der

Nervengeschichte nach meiner Bandscheibenoperation», lüge ich schließlich in meiner Not, denn die Operation ist schon zehn Jahre her. «Würdest du mich begleiten?» Damit ist sie einverstanden.

Am Morgen vor der Untersuchung fahre ich rechtzeitig zu ihr, um sicherzugehen, dass sie korrekt angezogen und zurechtgemacht ist. Das traue ich ihr alleine nicht mehr zu. Vor allen Dingen will ich Zeit genug haben und nicht noch hektisch werden. Ich selbst bin bereits nervös genug. Würde alles so funktionieren, wie ich es mir vorgestellt habe?

Alles ist genau geplant: Der Arzt ist informiert, ich bin rechtzeitig losgefahren, weiß, wo ich am besten parken kann und so weiter. Nur die Reaktion meiner Mutter konnte ich nicht vorhersehen. Wie auch? Als wir aus dem Auto aussteigen, ist sie total überdreht. Lacht völlig grundlos und schrill auf. Winkt fremden Passanten zu. Summt dann wieder leise vor sich hin und rennt unkontrolliert vom Bürgersteig über den Radweg auf die stark befahrene Straße. Als ich sie zurückhole, reißt sie sich los. «Ich kann alleine laufen», schüttelt sie den Kopf und geht weiter. Ich bitte sie, mich bei ihr einhaken zu dürfen, da ich doch mit meinem kranken Bein nicht so gut laufen könne. Bis zu diesem Zeitpunkt hatte ich kein krankes Bein, aber was Besseres fällt mir in diesem Moment nicht ein, um sie am ständigen Betreten des Radwegs und der Fahrbahn zu hindern. Ich bin heilfroh, als wir beim Neurologen ankommen. Meine Mutter bringe ich erst einmal ins Wartezimmer, damit ich in Ruhe mit den Arzthelferinnen sprechen kann.

Doch wesentlich besser fühle ich mich so nun auch nicht. Ich komme mir vor wie ein Betrüger, als ich leise die gewünschten Angaben bei den Helferinnen mache.

«Der Arzt weiß doch Bescheid?», frage ich nervös. Ich will verhindern, dem Arzt im Beisein meiner Mutter irgendwelche

Erklärungen abgeben zu müssen. «Aber ja, nun beruhigen Sie sich erst einmal», meint die freundliche, junge Frau. «Wir kriegen das schon hin. Nehmen Sie Platz, wir rufen Sie dann beide auf.»

Im Wartezimmer befindet sich nur meine Mutter, die leise summend vom Fenster aus den regen Verkehr beobachtet. Ich stelle mich neben sie, sie dreht sich zu mir und lächelt mich an. Mein schlechtes Gewissen macht mir zu schaffen, weil ich ihr lieber die Wahrheit über diesen Arztbesuch genannt hätte. Ich habe das Bedürfnis, sie liebevoll an mich zu drücken. Aber ich lege nur den Arm um sie und schaue mit ihr aus dem Fenster.

Es dauert nicht lange, und wir werden aufgerufen. Mutter trippelt fröhlich neben mir her den Flur entlang zum Untersuchungsraum, in dem uns ein netter Arzt in Empfang nimmt. Er hat sich tatsächlich gut auf seine Rolle vorbereitet und «behandelt» zuerst mich, indem er meine Reflexe prüft und danach fragt, wie lange ich denn schon Beschwerden hätte. Im Laufe des Gespräches richtet er auch das Wort an meine Mutter, die gut gelaunt auf dem Stuhl vor seinem Schreibtisch sitzt und zusieht, wie ich «untersucht» werde. «Wie geht es Ihnen denn so?», fragt der Arzt. «Super, super», strahlt sie. «Wissen Sie eigentlich, welchen Tag wir heute haben?» – «Ja, klar, wissen Sie es denn nicht?», gibt Mutter zurück, ohne die Frage zu beantworten. Meine «Untersuchung» ist abgeschlossen, und ich setze mich neben Mutter vor den Schreibtisch. Der Arzt schreibt einiges nieder und wendet sich dann meiner Mutter zu. «Wo Sie gerade mal hier sind, könnte ich Sie doch ebenfalls untersuchen.» – «Das halte ich auch für eine gute Idee», stoße ich gleich in dasselbe Horn, und Mutter stimmt zu, nach dem Motto: warum nicht, wenn ich euch damit einen Gefallen tue. Der Arzt stellt ihr eine Reihe von Fragen. «Lebt Ihr Mann noch?» – «Nein.» Richtig. «Wie lange ist er denn schon tot?» Unsicher schaut Mutter sich um und sieht mich an. «Ja, schon lange.» – «Wie lange denn?», fragt der Arzt beharrlich weiter.

«Ja, so zwanzig Jahre.» Das stimmt nicht, es sind fünf Jahre. «Haben Sie Kinder?» – «Ich? Kinder?» – «Gabriela? Und Karlheinz?», fragt der Arzt mit einem Blick in seine Unterlagen. «Ja, Karlheinz, das ist doch mein Sohn!» Von mir, ihrer Tochter, die neben ihr sitzt, kein Wort. «Wie heißt denn unser Bundeskanzler?» – «Ja, wissen Sie das denn nicht?», wird sie langsam etwas ungehalten. Ihr gehen die Fragen wahrscheinlich auf die Nerven, denn sie wird zusehends unsicherer. «Es ist mir entfallen», lächelt der Arzt, und Mutter antwortet versöhnlich: «Das passiert mir auch schon mal.» Eine Antwort bleibt sie aber auch hier schuldig. Um die Situation zu entspannen, fragt er sie, ob sie denn einen Kaffee trinken möchte, während er mich noch weiter untersuchen wolle, und sie stimmt erleichtert zu. Er führt Mutter aus dem Zimmer in den Vorraum, wo die freundlichen Arzthelferinnen sich ihrer annehmen.

Als er zurückkehrt, macht er ein ernstes Gesicht. «Ich vermute, dass es sich um Alzheimer handelt. Um das aber genau abzuklären, sollte sie in der Universitätsklinik stationär untersucht werden. Denn regelmäßige ambulante Untersuchungen wird sie ja sicherlich alleine gar nicht mehr wahrnehmen.» Alzheimer! Ich spüre, wie mir die Tränen in die Augen schießen, ich habe so gehofft, dass er irgendeine andere, harmlose Erklärung für ihr Verhalten der letzten Wochen und Monate gehabt hätte. Trotz des ersten Schocks ist mir die Tragweite dieser, zunächst noch als Verdacht geäußerten, Diagnose gar nicht bewusst. Überall hört man von Alzheimer, aber so richtig weiß keiner, was das ist. Das Einzige, was ich über Alzheimer weiß, ist, dass die Erkrankten nach und nach ihr Gedächtnis verlieren, wobei zunächst vor allem das Kurzzeitgedächtnis betroffen ist. Aber das Wenige, was ich weiß, reicht schon, um mich in große Sorge zu versetzen.

Der Arzt sieht mir meine Unsicherheit an und erklärt den Ablauf der Untersuchungen. «Es wird vermutlich die normale neurologische Eingangsuntersuchung und einige Blutunter-

suchungen geben, um andere Ursachen auszusc
Gedächtnisleistung wird intensiver als mit den pa
ich eben gestellt habe, überprüft, gegebenenfalls
einem bildgebenden Verfahren eine Aufnahm
gemacht, um das Ausmaß der Erkrankung fests
nen. Normalerweise haben die in der Klinik unglaublich lange Wartelisten. Aber wir sollten hier wirklich keine Zeit mehr verlieren. Ich rufe am besten gleich an und versuche, schnell einen Termin zu bekommen. Ist es Ihnen jederzeit möglich?» – «Es muss möglich sein», antworte ich und hoffe immer noch, dass er sich irrt. Während er telefoniert, schaue ich aus dem Fenster. Das Leben da draußen scheint einfach seinen normalen Gang weiterzugehen. Aber in mir fühlt sich nichts mehr normal an. Ich bin gar nicht richtig hier. «So. Da haben wir aber Glück gehabt», holt mich der Arzt zurück in das Behandlungszimmer. «Sie kann in vier Wochen zur Untersuchung aufgenommen werden. Dann sehen wir weiter.» Beim Hinausgehen legt er mir beruhigend die Hand auf die Schulter.

Mutter sitzt derweil mit den Helferinnen an einem Tisch, plaudert und lacht. Von meinen Sorgen scheint sie nichts zu spüren, und das ist ja auch gut so. Ich lächle verkrampft und frage, ob wir denn jetzt nach Hause fahren sollen. «Ja, klar», antwortet sie und bleibt sitzen. «Ich hole schon mal unsere Mäntel», entgegne ich und bin froh, noch einen kurzen Moment zu haben, um meinen aufgewühlten Gefühlszustand wieder unter Kontrolle zu bringen. Die Arzthelferinnen kommen mir mit Mutter im Flur schon entgegen. Ich helfe ihr in den Mantel, und wir verlassen die Praxis. Mutter summt wie immer und strahlt die Menschen auf der Straße fröhlich an. Ich hingegen bin wie vor den Kopf gestoßen. Was soll ich mit den Informationen, die ich soeben erhalten habe, anfangen? Ich will nur nach Hause. Mich mit meiner Familie austauschen und wieder einen klaren Gedanken fassen können.

bringe Mutter in ihre Wohnung und bleibe noch ein Weilchen bei ihr. Sie verschwindet direkt ins Schlafzimmer und scheint seltsam erleichtert. Ich sage ihr, dass ich froh sei, dass sie mich zum Arzt begleitet habe, und verspreche ihr, am nächsten Tag wiederzukommen. Noch im Hinausgehen bitte ich sie, die Haustür von innen abzuschließen. Sie verspricht es, und ich kann hören, wie sie den Schlüssel im Schloss herumdreht.

Schweren Herzens mache ich mich auf den Nachhauseweg. Ich habe Mühe, nicht einfach loszuheulen. Während der fünfzehnminütigen Fahrt beruhigen sich meine Nerven wieder ein wenig. Trotzdem bin ich heilfroh, als ich das Auto in der Garage abstellen kann und wenig später unsere Haustür erreiche. Zwei Augenpaare blicken mich erwartungsvoll an, als ich hereinkomme. Bevor Wolfgang oder Jennifer fragen können, sage ich: «Wahrscheinlich gibt es schon eine Diagnose. Alzheimer. Aber das soll alles noch stationär in der Uni-Klinik abgeklärt werden.» Wolfgang hilft mir aus dem Mantel, und nun laufen mir doch die Tränen übers Gesicht. Ist es die endlich von mir abfallende Anspannung, oder ahne ich, wie unheilvoll die Diagnose ist, deren Folgen für uns alle im Moment noch gar nicht abzusehen sind?

Wolfgang nimmt mich in den Arm, und Jennifer geht in die Küche, um Tee aufzugießen. Die Atmosphäre ist bedrückend.

Als wir wenig später zusammen am Esstisch sitzen, schildere ich den Verlauf des Tages von Anfang an. Dass ich Mutter beim Anziehen helfen musste, sie dazu überreden musste, vor Antritt der Fahrt noch etwas zu essen, wie sie ununterbrochen vor sich hin gesummt hat, wie sie mitten in der Stadt ständig auf die Fahrbahn laufen wollte; ich erzähle von ihrem Widerstand, mit mir zu gehen, von der inszenierten Untersuchung, ihrem vorläufigen Ausgang. Wie Ballast fällt es von mir ab, als es ausgesprochen ist. Aber ein Gefühl von Bedrückung bleibt und sollte sich in den kommenden Monaten noch verstärken.

Wolfgang, Jennifer und ich überlegen gemeinsam, was wir mit diesem Ergebnis anzufangen haben, und beschließen, uns zunächst einmal im Internet über die Erkrankung zu informieren. Gott sei Dank verschieben wir das auf den nächsten Tag, sonst hätte ich in dieser Nacht noch schlechter geschlafen. Ich mache mir solche Sorgen um meine Mutter. Hat sie die Tür auch richtig verschlossen? Was ist, wenn sie plötzlich Angst bekommt oder die Tür nicht mehr alleine öffnen kann? Von jetzt auf gleich ändert sich mein Verhältnis zu ihr. Sie ist nicht seltsam oder nur alt – sie ist nicht mehr selbständig, und sie ist allein. Und vor allen Dingen ist sie krank. Diese Nacht schlafe ich sehr schlecht.

Am nächsten Morgen durchforsten Wolfgang und ich das Internet und finden eine Menge Informationen über Alzheimer: Der Erkrankte kann anfänglich häufig depressiv oder verstimmt sein, alltägliche Handlungen werden immer weniger bewältigt, aggressive Reaktionen sind die Folge, wenn man ihn auf seine Defizite anspricht. Weiterhin recherchieren wir, welche Prozesse im Gehirn ablaufen und welche Möglichkeiten der Behandlung es mittlerweile gibt.

Während ich die Informationen und die dazugehörigen Literaturhinweise lese, distanziere ich mich unwillkürlich davon. Was da steht, kann ich überhaupt nicht mit meiner Mutter und unserer eigenen Situation in Verbindung bringen. Noch nicht. Mir schwirrt der Kopf, teilweise weiß ich gar nicht, was gemeint ist – oder will ich es nicht wissen? So schütze ich mich kurze Zeit vor der Wahrheit. Das ist ja auch gut so. Die geballte Wucht der Realität hätte ich zu diesem Zeitpunkt nicht ertragen. Vielleicht ist alles auch gar nicht so schlimm, rede ich mir ein. Mutter ist ja schon 72. Möglicherweise handelt es sich «nur» um eine Alters-Demenz, die wesentlich weniger dramatisch verläuft, und die schrecklichen Symptome, die in aller Ausführlichkeit beschrieben werden, kommen bei meiner Mutter gar nicht zum Ausbruch. Unter welchem Dauerstress müssen sich die von Alzheimer betroffenen Menschen befinden, wenn ihnen alles mehr und mehr entgleitet, gepaart mit der Angst, dass die anderen etwas davon bemerken könnten! Wäre es nicht eine Gnade, es wenigstens nicht zu merken?

Der einzige Trost ist im Moment, Wolfgang an meiner Seite zu wissen; er gibt mir Kraft. Ich bin wahnsinnig dankbar, dass er sich in die Nähe von Köln versetzen lassen konnte und nun bei uns sein kann!

Kapitel 2 – Die Diagnose oder Wir haben Alzheimer

Für Anfang Dezember ist die stationäre Aufnahme meiner Mutter in die Uni-Klinik geplant. Mich quält von Anfang an der Gedanke, wie ich es ihr sagen soll.

Mein Bruder, den ich noch – wie versprochen – am gleichen Abend nach der Untersuchung beim Facharzt anrufe, meint, er würde sich darum kümmern und Mutter am kommenden Sonntag am Telefon davon überzeugen, dass sie zu einer gründlichen Untersuchung ins Krankenhaus gehen sollte. Da er ja sowieso jeden Sonntag mit ihr telefoniere, würde es auch nicht weiter auffallen, wenn er ganz beiläufig mit diesem Thema anfinge. Ich will ihn in seinem Vorhaben nicht bremsen, aber irgendwie bin ich mir sicher, dass das so nicht funktionieren wird.

Leider behalte ich Recht. Mutter lässt sich während dieses Telefonates auf nichts ein und versucht immer wieder, dem Gespräch eine andere, unverfängliche Richtung zu geben. Wir beschließen, dass Karlheinz und Petra nach Köln kommen, um Mutter in die Klinik zu bringen. Wenn die beiden dabei sind, so sind wir uns alle sicher, wird sie sich eher dazu überreden lassen. Ich bin froh, dass sie uns bei dieser unangenehmen Aufgabe unterstützen werden.

Von Anfang an wurde mir die Rolle derjenigen Person übertragen, die das Problem in irgendeiner Weise in Angriff nehmen sollte. Was wahrscheinlich daran liegt, dass zumeist die Töchter diejenigen sind, die die Betreuung oder Pflege übernehmen. Ich habe das in meinem Fall auch nie infrage gestellt. In unserer Familie kommt hinzu, dass ich im Gegensatz zu meinem Bruder in der Nähe wohne. Die wöchentlichen Telefonate mit Karlheinz sind nur insoweit hilfreich, als dass ich mich mit ihm austauschen und für verschiedene Notwendigkeiten im Umgang mit unserer Mutter Rat und Rückendeckung einholen kann. Aufgrund der räumlichen Distanz kann er die tatsächliche Dramatik der Situation immer erst dann wahrnehmen, wenn er vor Ort ist.

Es sind noch gerade einmal drei Wochen bis zu Mutters geplantem Klinikaufenthalt. Immer häufiger fahre ich jetzt zu ihr, um nach und nach ihre Sachen in Ordnung zu bringen und unauffällig für die Klinik zurechtzulegen. Ich möchte nicht, dass am Tag der Einweisung noch unnötige Hektik ausbricht.

Als ich Mutter vorschlage, das eine oder andere Teil, welches ich in den vergangenen Tagen gewaschen habe, zu bügeln, ist sie ganz begeistert. Sie läuft sofort los und holt Brett und Bügeleisen aus der Abstellkammer. Das Bügelbrett kriegt sie alleine nicht auseinander geklappt. Als ich es aufstelle, lacht sie mich an und meint: «Ich werde auch immer dümmer.» – «Ach, das passiert mir auch schon mal. Ist ja nicht weiter schlimm», antworte ich und will gerade das Bügeleisen in die Steckdose stecken, als sie mich völlig unvermutet fragt: «Glaubst du, ich bin verrückt im Kopf?» – «Wie kommst du denn darauf?», frage ich verdutzt und stelle in diesem Moment fest, dass mit dem Eisen kein Mensch mehr bügeln kann, so verkrustet wie die Unterseite ist.

Ich sehe meine Chance gekommen, das Gespräch in Richtung Uni-Klinik zu lenken. «Wieso glaubst du, dass du verrückt im Kopf bist? Worüber machst du dir denn Sorgen? Wenn du dich nicht wohl fühlst, ist es ja wirklich gut, dass du nun endlich mal richtig durchgecheckt wirst.» Sie antwortet mir nicht und beschäftigt sich, wie schon so oft in den letzten Wochen, damit, aus dem Fenster zu sehen.

Ich versuche, ihr zu erklären, dass Karlheinz und Petra kommen, um sie zu einem ganz normalen Check-up in die Klinik zu bringen. Ich bin mir allerdings nicht sicher, ob sie versteht, was ich meine. Sie macht eher den Eindruck, dass sie mir misstraut. Als sie sich umdreht, um an mir vorbei ins Schlafzimmer zu gehen, meine ich das aus ihrem Blick lesen zu können. Vielleicht ist es aber auch mein schlechtes Gewissen ihr gegenüber. Immer noch traue ich mich nicht, ihr die Wahrheit über die Verdachtsdiagnose zu sagen. Ich werde das Gefühl nicht los, in dieser Geschichte die schlechteren Karten gezogen zu haben, weil diese Aufgabe auch an mir hängen bleiben wird.

Bei meinen inzwischen täglichen Besuchen fällt mein Blick beim Betreten der Wohnung zuerst auf den Sekretär im Eingangsbereich. Der obere Aufsatz über der aufklappbaren Schreibplatte besteht aus einem Holzkorpus mit zwei Glastüren, auf die von außen Holzsprossen aufgesetzt sind. Jeden Tag stecken mehr Fotografien zwischen diesen Sprossen aus allen möglichen Epochen von Mutters Leben. Eigentlich sehe ich diese alten Fotos ganz gerne. Aber mir kommt diese Häufung doch etwas seltsam vor. So kenne ich meine Mutter gar nicht. Und es ist auch nicht so, dass man vermuten könnte, die Fotos dienten zu Dekorationszwecken – dafür ist die ganze Anordnung zu konfus.

Jedes Mal, wenn ich mich von ihr verabschiede, bleibt sie an diesem Sekretär stehen, zeigt mir irgendein Foto und fängt an, zu erzählen. Einmal ist ihre Mutter darauf zu sehen, einmal bin ich es selbst als kleines Kind auf ihrem Arm, ein anderes Mal sind es mein Vater und mein Bruder. Was sie dabei erzählt, ist völlig nichtssagend, ohne Hintergrund, ohne jede Aussage über das, was eigentlich auf den Fotos zu sehen ist. Ich habe den Eindruck, dass sie sich in der Vergangenheit wohler fühlt als in der Gegenwart. Auch diese Situation macht mich betroffen, und ich weiß nicht so recht, wie ich damit umgehen soll.

Ein Grund mehr, den Klinikaufenthalt herbeizusehnen. Ich

habe immer noch die Hoffnung, dass man nach gründlicher Untersuchung die tatsächliche Ursache für die Veränderungen und eine Therapiemöglichkeit für Mutter findet, damit sie wieder ganz die Alte wird. Wie soll auch ausgerechnet sie zu dieser Krankheit kommen, wie sie zurzeit von den Ärzten vermutet wird? Sie hat doch immer auf ihre Ernährung geachtet. Ausreichend Vitamine, Obst, Gemüse, mageres Fleisch und Fisch. Sie raucht nicht und trinkt Alkohol nur in Maßen. Sie kennt alle Gesundheitsartikel aus den Zeitungen und alle Tipps aus Rundfunk und Fernsehen. Zumindest in früheren Zeiten ging sie regelmäßig zu Laboruntersuchungen, um ihre Cholesterinwerte und so weiter kontrollieren zu lassen. Sie hat jeden Gesundheitstrend mitgemacht. Als die ersten Heimtrainer auf den Markt kamen, war sie gleich mit Begeisterung dabei und fuhr morgens direkt nach dem Aufstehen bereits Fahrrad. Als die fettarme Küche propagiert wurde, kochte sie nur noch in teflonbeschichtetem Kochgeschirr oder im Römertopf. Zudem ist sie immer sehr darauf bedacht gewesen, auch ihre geistige Fitness zu trainieren. Es hat ihr alles nichts genutzt.

Mir gehen so viele Fragen durch den Kopf: Spürt der Erkrankte die Veränderungen, oder ist diese Krankheit wenigstens so gnädig, ihn oder sie einfach hinübergleiten zu lassen in das Vergessen? Hat Mutter vielleicht schon vor Jahren gespürt, dass mit ihr irgendetwas nicht stimmt? Wenn ja, wie lange schon hat sie versucht, es vor uns geheim zu halten?

Es ist ein Glück, dass ich die ganze Wahrheit noch nicht kenne. So bleibt mir Zeit, mich Stück für Stück über Alzheimer zu informieren und mich damit auseinander zu setzen.

Die drei Wochen bis zum Termin in der Uni-Klinik vergehen wie im Flug, und der Tag der Einweisung rückt immer näher.

Freitagnachmittag reisen Petra und Karlheinz an, um Mutter am darauffolgenden Dienstagmorgen zur stationären Aufnahme zu bringen. Das Wochenende ist so geplant, dass noch genügend Zeit bleibt, am Samstag gemeinsam einen Stadtbummel zu machen und vorher, so schlägt mein Bruder vor, in einem Café direkt gegenüber vom Kölner Dom zusammen zu frühstücken. Mutter mag dieses Café sehr. Es bietet neben einer phantastischen Speisekarte auch einen unglaublich schönen Blick auf den Dom. Karlheinz und Petra wollen Mutter zu Hause abholen, und wir wollen uns dann gegen elf Uhr vor dem Café treffen.

Da sich Wolfgang auf einer längeren Dienstreise befindet, fahre ich am Samstagmorgen alleine mit der Straßenbahn in die Innenstadt und gehe den restlichen Weg zu Fuß bis zum Dom. Ich bin schon etwas früher da und warte vor dem Café. Als ich die drei ein paar Minuten später aus der Tiefgarage kommen sehe, ist mir sofort klar, dass das Abholen von Mutter nicht ganz so problemlos abgelaufen ist, wie von Bruder und Schwägerin erhofft. Meine Mutter macht ständig eine Handbewegung, als ob sie sich gerade verbrannt hätte. Mein Bruder winkt kopfschüttelnd ab, und meine Schwägerin zuckt die Schultern. Jetzt muss ich leider über die drei auch noch lachen, was deren Stimmung nicht gerade hebt. Wir begrüßen uns, und Petra geht mit Mutter schon mal vor in das Café. Mein Bruder sagt mir, dass er sich das so heftig gar nicht vorgestellt habe und froh sei, wenn endlich geklärt werde, was mit Mutter los sei. Er erzählt weiter, dass sie beide aufgrund meines Ratschlags früh genug bei Mutter angekommen seien, aber da sei sie weder angezogen noch frisiert gewesen. Mein Bruder hat die Geduld nicht gerade erfunden, und das führte dann dazu, dass Mutter erst recht kopflos wurde. Gut, dass Petra dabei war. Sie hat die Situation dadurch gerettet, dass sie Mutter beim Ankleiden und Frisieren geholfen und vor allem die Ruhe bewahrt hat.

Als mein Bruder und ich das Café betreten, sitzen die zwei bereits am Tisch. Mutter scheint verärgert und schaut ganz «wichtig» auf den Dom. Petra gibt mir mit einem Augenzwinkern zu verstehen, dass sie mir etwas sagen will, woraufhin wir beide zusammen zum Büfett gehen, um uns die Auslage anzusehen und in Ruhe reden zu können. «Das hab ich mir nicht träumen lassen, dass es so schlimm ist. Wie soll denn das weitergehen, wenn Mutter wieder aus der Klinik kommt?», fragt Petra. «Ich weiß es auch nicht. Ich hoffe immer noch, dass irgendetwas gefunden wird, was behandelt werden kann, und sie dann wieder o.k. ist. Manchmal bin ich der Verzweiflung nahe», bricht es aus mir heraus, und dabei spüre ich, wie sehr mich der tägliche Umgang mit ihr bereits belastet. «Macht sie das bei dir auch, dass sie während des Gesprächs einfach aus dem Raum geht? Karlheinz ist schon richtig ungehalten darüber. Er hat sie nach ihren Versicherungsunterlagen gefragt, und sie geht auf den Balkon und fängt an, die Plastikblumen zu gießen.» – «Bei mir geht sie immer ins Schlafzimmer und räumt ihren Schrank ein und aus.» – «Hast du da auch die vielen Zettel gesehen?», fragt Petra. «Da stehen unsere Namen drauf und nur halbe Telefonnummern.» – «Ich weiß», antworte ich, «diese Zettel hat sie überall in der Wohnung verteilt. Achte mal darauf, wenn du irgendeinen Schrank oder eine Schublade öffnest. Mir ist das richtig unheimlich; ich weiß gar nicht, wie ich mit ihr umgehen soll. Manchmal reagiert sie ganz fröhlich darauf, wenn ich sie auf das eine oder andere anspreche, und manchmal wird sie richtig sauer.» Petra legt mir tröstend die Hand auf die Schulter: «Lass uns erst mal das Ergebnis abwarten und den heutigen Tag genießen. Wir werden schon eine Lösung finden.»

Wir füllen unsere Teller mit den angebotenen Leckereien und gehen zurück zum Tisch. Ein wenig Schadenfreude meinerseits ist schon dabei, als nun Karlheinz mit Mutter zum Büfett gehen muss. So kann er sich auch einmal ein Bild davon machen, wie es mir häufig mit Mutter in der Öffentlichkeit ergeht, wenn sie einfach fremde Leute anspricht und sich zeitweise so kindisch verhält, dass es mir sehr peinlich ist. Aber er trägt es mit Fassung, und Mutter scheint sich in seiner Gegenwart sehr zusammenzunehmen.

Während die beiden noch unterwegs sind, frage ich meine Schwägerin nach ihrem eigenen Befinden. Bei einer routinemäßigen Kontrolle hat sich der längst besiegt geglaubte Brustkrebs leider in Form eines erneuten Verdachts wieder bemerkbar gemacht, was uns alle zusätzlich sehr bedrückt. Aber Petra ist trotz allem recht zuversichtlich, den Kampf auch dieses Mal zu gewinnen.

Nach unserem Frühstück machen wir noch einen ausgedehnten Spaziergang am Rheinufer. Es ist zwar recht kühl, aber die frische Luft, der Sonnenschein und die wunderschöne Kulisse der Altstadt wiegen das wieder auf. Am Nachmittag fahren wir gemeinsam zurück in Mutters Wohnung, am frühen Abend verabschiede ich mich und mache mich auf den Heimweg. So haben wir alle zusammen noch einen schönen und entspannten Tag erlebt.

Endlich ist Dienstag. Karlheinz und Petra bringen Mutter ins Krankenhaus. Sie bleiben einige Zeit bei ihr und wollen anschließend wieder zurück nach Stuttgart fahren. Vom Krankenhaus aus gibt mein Bruder noch Mutters Telefonnummer an mich durch und erzählt, dass sie bereits zu den ersten Untersuchungen abgeholt worden sei. «Es war gar nicht so schwierig, sie heute Morgen hierher zu bringen. Ich glaube, ich habe sie doch noch davon überzeugen können, dass es das Beste für sie ist», sagt er und scheint tatsächlich zu glauben, dass Mutter verstanden hat, warum sie nun von Kopf bis Fuß untersucht werden soll. Noch immer hat ihr niemand gesagt, welcher Verdacht ausgeräumt oder bestätigt werden soll. «Ich habe deine

Telefonnummer angegeben, falls irgendetwas Außergewöhnliches passieren sollte. Ansonsten kann Mutter froh sein, hier nur ein paar Tage bleiben zu müssen. Das ist ein scheußlicher, uralter Bau. Wir machen uns jetzt auf den Weg und melden uns heute Abend, wenn wir angekommen sind.» – «Passt auf euch auf und fahrt vorsichtig», sage ich noch zum Abschied und lege den Hörer auf. Ich werde das Gefühl nicht los, dass mein Bruder die tatsächliche Tragweite von Mutters Erkrankung gar nicht begreift. Er glaubt immer noch, mit logischem Handeln, Erklärungen und gutem Zureden Mutter weiterzuhelfen oder ihr die Notwendigkeit bestimmter Handlungen verständlich zu machen. Will er nicht wahrhaben, was fast schon feststeht? In Gedanken bin ich bei Mutter.

Zwei Tage später fahre ich in die Klinik, um sie zu besuchen. Das Gebäude, in dem sich die Neurologie befindet, sieht genauso aus, wie man sich als Laie eine so genannte «Klapsmühle» vorstellt. Wie in einem alten Schwarzweiß-Film: Altbau mit hohen Wänden, kahle, dunkle Flure. Der Blick aus dem Fenster auf das heruntergekommene Nachbargebäude baut mich auch nicht gerade auf. Es herrscht eine sehr bedrückende Atmosphäre. Als ich Mutters Zimmer erreiche, klopfe ich vergeblich. Niemand antwortet. Leise drücke ich die Klinke herunter und stecke den Kopf durch den Türspalt. Mutter sitzt auf dem Bett und schaut aus dem Fenster. Sie kommt mir so klein und verloren vor. Dann bemerkt sie mich und läuft strahlend auf mich zu. Ganz fest drückt sie mich an sich. «Auch als gesunder Mensch würde ich hier krank werden», denke ich beim Anblick dieses ungemütlichen Zwei-Bett-Zimmers, das Mutter wohl zurzeit alleine belegt. Die hohen Wände sind grau-grün gestrichen. Es hängt kein Bild an der Wand. An der Decke ist eine runde Neonlampe angebracht. Ich bin erstaunt, dass es solche Modelle überhaupt noch gibt. «Komm, Mutter, wir schauen mal, ob es hier irgendwo eine Cafeteria gibt. Und dann kannst du mir ja erzählen, was bisher mit dir gemacht worden ist», sage ich betont fröhlich zu ihr und ziehe sie dabei hinter mir her aus dem Zimmer.

Es ist natürlich keine Cafeteria zu finden in diesem mindestens hundert Jahre alten Bau, aber immerhin ein Automat. Ich besorge uns zwei Becher Kaffee, und wir setzen uns am Ende des Flures an den einzigen Tisch, der weit und breit zu sehen ist. Ein Besucherzimmer gibt es anscheinend auch nicht, zumindest haben wir keines finden können. Um die Situation ein wenig erträglicher zu gestalten, rede ich wie ein Wasserfall und erzähle Mutter von den Advents- und Weihnachtsvorbereitungen und wie sehr ich mich darauf freue, dass sie Heiligabend zu uns kommt. Mutter schlürft geräuschvoll ihren Kaffee und nickt. «Ich freue mich auch», sagt sie, und das bleibt für den Rest des Gesprächs ihr ganzer Kommentar.

Einige Zeit später, als das Abendessen ausgeteilt wird, bringe ich sie wieder zurück in ihr Zimmer. Ich drücke sie ganz fest zum Abschied und verspreche ihr, bald wiederzukommen. Ganz langsam gleite ich in meine neue Rolle als pflegende Angehörige hinein und merke es noch nicht einmal.

Am kommenden Samstag wollen Wolfgang und ich Mutter aus der Klinik abholen. Schließlich ist Adventszeit, wir möchten ihr eine Freude machen und mit ihr einen der Kölner Weihnachtsmärkte besuchen. Ich frage telefonisch auf der Station nach, ob das möglich sei. Die freundliche Stationsschwester versichert mir, dass es kein Problem sei, sie müsse nur abends pünktlich zurück sein.

Als wir am besagten Samstag das Klinikgelände betreten, bestätigt auch mein zukünftiger Mann den Eindruck, den wir alle bisher von dieser Einrichtung hatten. «Das ist ja furchtbar! Hier kann doch niemand gesund werden», bemerkt er entrüstet.

Mutter freut sich, uns zu sehen. Es ist bereits empfindlich

kalt geworden, und ich schlage vor, den mitgebrachten, etwas dickeren Mantel anzuziehen. Ich helfe ihr beim Anziehen und lege ihr noch einen warmen Schal um. Sie ist sehr ungeduldig, und als wir das Zimmer verlassen, rennt sie auch schon den Flur entlang, öffnet am Ende des Ganges die Glastür, läuft eilig die breite, steinerne Treppe hinab und aus der großen Tür hinaus ins Freie – als wenn der Teufel hinter ihr her wäre.

Mutter scheint erleichtert, dass wir sie abholen, und glaubt, dass wir mit ihr nach Hause fahren. Sie hat entweder gar nicht zugehört oder nicht verstanden, dass wir sie nur für kurze Zeit abholen, um mit ihr den Weihnachtsmarkt in der Altstadt zu besuchen, den sie immer so gern gemocht hat. Sie macht einen irritierten Eindruck, und als wir endlich auf dem Markt ankommen, ist sie überhaupt nicht erfreut. Sie wirkt hektisch und ängstlich und macht insgesamt einen hilflosen Eindruck.

Am Rand des Weihnachtsmarktes finden wir einen Stand mit Glühwein. Dort ist auch weniger Trubel, und Mutters Anspannung lässt spürbar nach. Da wir nicht sicher sind, ob sie medikamentös behandelt wird, bestellen wir ihr einen alkoholfreien Glühwein, während Wolfgang und ich einen normalen trinken. Mutter ist wieder die Alte. Sie strahlt die vorbeilaufenden fremden Menschen an, versucht, mit den Umstehenden ins Gespräch zu kommen, was jedoch größtenteils nicht gelingt, da sie keinen zusammenhängenden Satz zustande bringt.

Nach etwa zweieinhalb Stunden bringen wir Mutter wieder zurück in die Klinik. Kaum betreten wir das Gebäude, ist ihre Stimmung wie ausgewechselt. Sie ist bedrückt, und ich spüre ihren Widerstand. Wir melden uns bei der Stationsschwester und überlassen es ihr, Mutter wieder ins Zimmer zu bringen. Es tut mir in der Seele weh, sie hier zurücklassen zu müssen, aber es geht nicht anders.

Auf der Fahrt nach Hause ist meine Stimmung sehr gedämpft und ich bin froh, dass Wolfgang bei mir ist. Er versteht, auch ohne viel zu fragen und legt beruhigend seine Hand auf meine. Er tut mir richtig gut und die Anspannung der letzten Stunden fällt langsam von mir ab.

Zu Hause angekommen, rufe ich meinen Bruder an, um ihm von unserem Ausflug mit Mutter und vor allem von ihrer traurigen Rückkehr in die Klinik zu erzählen. Uns allen ist klar, dass wir etwas tun müssen. Aber noch traut sich keiner von uns, das Problem anzugehen. Wir wissen einfach nicht wie.

Am Tag der Entlassung aus dem Krankenhaus will ich Mutter vormittags abholen. Ich habe bereits einige Tage zuvor um einen Gesprächstermin beim behandelnden Stationsarzt gebeten, um über die Diagnose und die weitere Vorgehensweise aufgeklärt zu werden. Was wird auf mich zukommen? Ziemlich nervös melde ich mich auf der Station und brauche nicht lange zu warten, bis der Stationsarzt mich in sein Zimmer ruft. Ich bin auf alles gefasst und mal wieder froh, dass Mutter nicht dabei ist. Es bereitet mir nach wie vor Unbehagen, wenn in ihrem Beisein über sie gesprochen wird, als wenn sie ein unmündiges Kind wäre, das nichts versteht. Ja, und dann bestätigt mir dieser nette Arzt in aller Offenheit tatsächlich die bisherige Verdachtsdiagnose: Alzheimer. Also doch. Er berichtet, welche Untersuchungen gemacht worden sind, um eventuelle andere Erkrankungen wie Durchblutungsstörungen, Schilddrüsenfunktionsstörungen und Diabetes auszuschließen, und erklärt mir auch die medizinischen Zusammenhänge.

Einfach ausgedrückt, handelt es sich bei Alzheimer um Eiweißablagerungen im Gehirn, so genannte Plaques. In deren näheren Umgebung degenerieren die Nervenzellen. Der Stoffwechsel im Gehirn funktioniert nicht mehr zuverlässig, und so werden ankommende Informationen auch nicht mehr richtig weitergeleitet oder verwertet. Die Ursache hierfür ist noch weitgehend unbekannt. Um jedoch sicherzugehen, habe man außer verschiedenen Laboruntersuchungen auch Tests durchgeführt, erzählt der Arzt weiter. Unter anderem den so genannten Mini-Mental-Status-Test. Dabei werden dem Patienten verschiedene Fragen beziehungsweise Aufgaben gestellt, in denen Orientierung, Merkfähigkeit, Aufmerksamkeit, Erinnerungsfähigkeit und so weiter geprüft werden. Von maximal 30 Punkten habe meine Mutter nur 12 erreicht. Des Weiteren habe man noch eine Positronen-Emissions-Tomographie, kurz PET genannt, angefertigt. Diese Untersuchung zeige an, welche Partien des Gehirns noch aktiv sind. Auch hierbei sei bereits deutlich eine Degeneration erkennbar.

Im späteren Arztbrief liest sich das dann so: «mittelgradige Demenz vom Alzheimertyp», und hört sich gleich nicht mehr ganz so entsetzlich an, wie es wirklich ist.

Ich warte eigentlich während des ganzen Gesprächs mit dem Arzt immer noch darauf, dass er mir mitteilt, dass diese Diagnose zwar schlimm, aber nicht aussichtslos ist. Stattdessen erklärt er mir jedoch, dass es bisher keine Heilung für Alzheimer gibt. Es gäbe zwischenzeitlich allerdings Medikamente, die den Verlauf der Krankheit verlangsamen und somit vorübergehend eine gewisse Lebensqualität erhalten könnten. Es sei sehr schade, dass wir nicht eher gekommen seien, denn je früher man mit der Behandlung beginne, desto größer seien die Erfolge.

«Wir haben das ja gar nicht richtig gemerkt. Nur, dass sie immer komischer wurde. Keiner von uns hat das richtig einzuschätzen gewusst, und an Alzheimer hat erst recht niemand gedacht. Ich selbst weiß erst seit einigen Wochen das eine oder andere über diese Krankheit. Ich habe immer gedacht, Alzheimer habe nur mit verstärkter Vergesslichkeit zu tun», werfe ich ein und fühle mich hundeelend. «Genau das erleben wir hier Tag für Tag. Gerade am Anfang, wo der Betroffene sehr deutlich spürt, dass etwas nicht stimmt, dass immer häufiger Defizite auftreten, also zu einer Zeit, wo die Patienten noch darüber reden können, setzen sie alles daran, es vor den Angehörigen zu vertuschen.» – «Warum hat sie uns denn nicht mal einen Hinweis gegeben, dass mit ihr was nicht stimmt?», frage ich. «Wir hätten doch dann sofort etwas unternommen, um ihr zu helfen.» – «Die Veränderungen machen den Patienten Angst, und häufig sind sie zu Beginn auch depressiv. Was die meisten am wenigsten möchten, ist, dass irgendjemand etwas davon merkt. Wissen Sie», sagt er weiter, «wenn die Angehörigen aufgeklärter über diese Krankheit und die ersten Symptome wären, würden zumindest sie viel früher reagieren.» – «Sie haben ja so Recht. Auf den ersten Blick sieht meine Mutter ja auch noch ganz ‹normal› aus. Nur sie ‹funktioniert› nicht mehr normal. Wir haben gedacht, dass sie altersbedingt ein wenig seltsam wird. Ich hatte auch nicht den Mut, sie auf ihre Veränderungen anzusprechen.» Der Arzt erklärt mir: «Nur dass man alt ist, ist kein Grund für solche Veränderungen, obwohl das die weitläufige Meinung ist. Aber die ist so nicht richtig.» – «Aber wie sieht denn jetzt die weitere Behandlung neben diesen Medikamenten aus, oder gibt es gar keine?», frage ich verunsichert. «Doch, doch. Ihre Mutter erhält zunächst für vier Wochen fünf Milligramm eines Medikaments, das bei guter Verträglichkeit auf zehn Milligramm pro Tag gesteigert werden kann. Dieses Medikament sorgt dann dafür, dass die Botenstoffe, die notwendig sind, um die eingehenden Informationen an die entsprechenden Stellen weiterzuleiten, nicht noch weiter abgebaut werden. Dieser Prozess soll dadurch verlangsamt werden. Wir haben ganz gute Erfolge bisher damit erzielt. Und wie bereits gesagt, verbessert es auch die Lebensqualität Ihrer Mutter. Aber nur vorübergehend. Es wird die Krankheit nicht heilen.» Und dann erklärt er mir, dass viele Patienten durch das Medikament aktiver werden und auch wieder mehr am Leben teilnehmen. Und das sollte unbedingt zusätzlich unterstützt werden, indem man die vorhandenen Fähigkeiten der Patienten fördert: zum Beispiel tägliche Verrichtungen wie im Garten zu arbeiten oder im Haushalt Aufgaben zu übernehmen. Vielleicht auch Singen oder Tanzen. Hobbys, denen sie auch zu gesunden Zeiten nachgegangen sind. «Wichtig ist auch für Sie als Angehörige, die Krankheit zu verstehen», sagt er weiter. «Informationen darüber finden Sie im Internet oder auch bei den Alzheimer Gesellschaften. Selbsthilfegruppen und Gesprächskreise sind dabei ebenso recht hilfreich. Wenn Probleme auftauchen, können Sie sich auch gerne wieder mit uns in Verbindung setzen.» Dann schaut er auf die Uhr und entschuldigt sich, dass er noch sehr viel zu tun habe. Zum Abschied reicht er mir die Hand, drückt mir schnell den vorläufigen Arztbrief für den überweisenden Neurologen hinein, und schon stehe ich wieder auf dem Flur. Ich habe das Gefühl, nur die Hälfte dessen verstanden zu haben, was mir der Arzt gerade gesagt hat.

Auf dem Weg zu Mutters Zimmer stecke ich den Brief in meine Handtasche und versuche, einen klaren Gedanken zu fassen. Als ich den Raum betrete, in dem sie nun eine Woche verbracht hat, sitzt sie bereits fertig angezogen auf dem Bett und kommt mir sofort strahlend entgegen. Das zweite Bett in dem Zimmer ist mittlerweile von einer älteren Frau belegt, der ich zur Begrüßung kurz zunicke. Sie reagiert jedoch nicht. Ich nehme Mutter in den Arm. Mir ist, als wenn ich mein Kind aus dem Krankenhaus abholen würde. Meine Gefühle fahren Achterbahn. Ich bemühe mich, mir nichts anmerken zu lassen, und bin froh, dass Mutter mich nach nichts fragt. Sie hat es wie neulich, als wir sie zum Weihnachtsmarkt abholten, sehr eilig, dieses Haus zu verlassen, greift nach der am Boden stehenden, fertig gepackten Tasche und läuft bereits über den Flur. Ich habe gerade noch Zeit, schnell einen Blick in ihren Schrank zu werfen, um mich zu vergewissern, dass sie nichts zurückgelassen hat, verabschiede mich knapp von ihrer immer noch stummen Zimmernachbarin und eile hinter ihr her. Mutter läuft Hals über Kopf die Treppe hinunter. Ich habe Angst, dass sie stürzen könnte.

Im Auto versuche ich, ein möglichst unverfängliches Gespräch mit ihr zu führen. Doch sie summt nur vor sich hin und schaut interessiert aus dem Fenster.

Als wir in ihrer Straße, vor ihrem Haus ankommen, ist sie wie ausgewechselt. Man merkt ihr an, wie froh sie ist, wieder daheim zu sein. Mutter betritt ihre Wohnung, als sei sie gerade zu einem kurzen Spaziergang unterwegs gewesen. Ich mache erst einmal einen Kaffee und packe danach ihre Tasche aus. Die Schmutzwäsche stecke ich in die Waschmaschine, will sie aber erst morgen waschen. Für heute reicht es mir erst einmal. Ich versichere mich noch, dass in der Wohnung alles in Ordnung ist, lege Mutter die Medikamente für den Abend zurecht und verabschiede mich dann von ihr. Größer könnte die Diskrepanz nicht sein: Im Gegensatz zu mir ist sie richtig gut drauf und erinnert mich für einen Moment an gesunde Zeiten.

Beim Verlassen der Wohnung bitte ich sie wieder, hinter mir die Tür abzuschließen. Ich bin erleichtert, als ich höre, wie sie den Schlüssel zweimal im Schloss umdreht. Sie hat diesmal noch verstanden, was ich meinte und danach gehandelt.

Draußen vor dem Haus treffe ich Mutters Nachbarin, die mich freundlich begrüßt und nachfragt, was denn nun bei der Untersuchung in der Klinik herausgekommen sei. Ich erzähle ihr von der gestellten Diagnose und dass ich nun täglich komme, um mich um Mutter zu kümmern. Sie ist sehr betroffen. «Wissen Sie, Ihre Mutter war in der letzten Zeit sehr verändert. Sie hat mir auch nicht mal mehr die Tür geöffnet. Ich habe mir schon Gedanken gemacht, was denn nur los sei, ob ich irgendetwas falsch gemacht habe. Und kurz bevor Ihr Bruder gekommen ist, um sie ins Krankenhaus zu bringen, stand sie plötzlich vor meiner Tür. Ich habe mich sehr gefreut über ihren Besuch. Und dabei hat sie mir dann erzählt, dass Ihr Bruder und Sie sie ins Irrenhaus bringen wollten, nur weil sie hin und wieder mal was vergessen hätte. Ich war richtig entsetzt. Aber jetzt ergibt sich natürlich ein ganz anderes Bild. Jetzt erklärt sich alles.» Mutter hatte also Angst und sich nicht getraut, uns danach zu fragen. Was mag in ihr vorgegangen sein? «Was wollen Sie denn nun machen?», fragt die Nachbarin aufrichtig besorgt. «Auf Dauer wird sie ja dann nicht mehr alleine bleiben können.» – «Wir wissen es noch nicht genau. Jetzt werden wir erst einmal Weihnachten feiern, und dann sehen wir weiter», sage ich zum Abschied und wünsche ihr noch einen schönen Tag.

Zu Hause erzähle ich Jennifer und Wolfgang von dem heutigen Tag und erwähne auch das Gespräch mit der Nachbarin. Dann rufe ich noch meinen Bruder an. Wir wollen alle erst einmal eine Nacht darüber schlafen und in den folgenden Tagen überlegen, wie es weitergehen kann. Nach dieser Diagnose ist unsere Ratlosigkeit größer denn je. Dass sie jetzt nicht mehr auf längere Sicht alleine leben kann, ist fast sicher. Aber wie viel Zeit bleibt denn überhaupt? Was ist zu tun? Jedem von uns schießen die bei solch einer Gelegenheit wohl üblichen Gedanken durch den Kopf. Begriffe wie ambulanter Pflegedienst, Altenheim, betreutes Wohnen fallen mir ein. Begriffe, die jeder schon öfter mal irgendwo gehört, sich aber nie näher damit beschäftigt hat, weil dafür keine Notwendigkeit bestand.

Die Tage fliegen nur so dahin, und Weihnachten rückt immer näher. Ich fange jetzt morgens etwas früher an zu arbeiten, damit ich am Nachmittag zu meiner Mutter gehen kann und meine Arbeit nicht darunter leidet. Zum Glück kann ich mir meine Zeit größtenteils selbst einteilen, was mir in den folgenden Monaten noch sehr zugute kommen soll. So habe ich also Zeit, zu Mutter zu fahren, um dort nach dem Rechten zu sehen und mich um die im Haushalt anfallenden Arbeiten zu kümmern. Es ist zur Regel geworden, dass ich täglich zu ihr fahre.

Ich habe dabei immer mehr den Eindruck, dass sie den ganzen Tag nichts anderes macht, als irgendwelche Kleidungsstücke aus dem Schrank zu holen und wieder einzuräumen. Ich bin mir sicher, dass sie nichts Richtiges isst, wenn sie alleine ist. Die kleine Schale mit Pralinen und anderen Süßigkeiten, die ich auf den Wohnzimmertisch gestellt habe, ist regelmäßig leer. Deshalb bereite ich ihr immer leckere Mahlzeiten und bleibe bei ihr, bis sie gegessen hat. Instinktiv bin ich auch dazu übergegangen, zu warten, bis sie die verordneten Medikamente zu sich genommen hat. Ich werde die Sorge nicht los, dass sie die Tabletten nicht regelmäßig schluckt, wenn keiner bei ihr ist. Doch die Tabletten sind sehr wichtig, denn mit der Zeit ist tatsächlich eine spürbare Verbesserung festzustellen. Mutter ist wieder umgänglicher geworden, und ich kann mich mit ihr auch über banale Themen unterhalten. Das gibt uns noch einmal Hoffnung, dass alles irgendwie wieder gut wird.

Wenn ich meine Arbeiten bei Mutter verrichtet habe, fahre ich nach Hause und kümmere mich dort um die täglichen Pflichten. Wolfgang ist zu dieser Zeit dienstlich viel unterwegs. So bleibt immer genug liegen, was abends oder am Wochenende noch erledigt werden muss.

Am 24. Dezember holen wir Mutter am frühen Nachmittag zu uns, wo wir gemeinsam die Feiertage verbringen wollen. Sie macht insgesamt einen recht aufgeräumten Eindruck und scheint den Heiligen Abend bei uns zu genießen. Nach dem Abendessen telefonieren wir noch mit Karlheinz und Petra, die das Fest, entgegen ihrer sonstigen Gewohnheit, nicht am Indischen Ozean, sondern zu Hause in Stuttgart verbringen, weil Petra noch einige Untersuchungen vor sich hat.

So verleben wir alle zusammen ein geruhsames Weihnachtsfest. Mutter ist im Gegensatz zu den vergangenen Monaten nicht mehr so anstrengend, was wir auf die Wirkung der Medikamente zurückführen. Wir erzählen viel von der

Vergangenheit, von Weihnachten in meinem Elternhaus, von den Vorbereitungen, die vorwiegend meine Großmutter übernommen hatte, und wie schön diese Feste immer waren.

Und dann versucht Mutter, von unserem gemeinsamen Urlaub auf Mallorca zu erzählen. Es fällt ihr jedoch schwer, weil sie die richtigen Worte nicht finden kann. Da ich weiß, was sie sagen will, bin ich ihr bei der Erzählung behilflich, die immer wieder von herzlichem Lachen ihrerseits begleitet wird, da ich ihre beiden Lieblingsepisoden zum Besten gebe: die mit dem Koch, der hinter das Büfett gefallen ist, und der Besuch beim Friseur. Ihr laufen vor Lachen die Tränen übers Gesicht. Noch Monate später, als die Krankheit weiter fortgeschritten ist, sind diese beiden Geschichten immer wieder geeignet, sie zum Lachen zu bringen. Als wenn sich genau diese Momente als einige wenige in ihrem Gedächtnis festgesetzt hätten.

In allseits gelöster Stimmung fahren wir sie am zweiten Weihnachtsfeiertag abends wieder zurück. Ich wünsche mir so sehr, dass es so bliebe.

Zu Beginn des neuen Jahres rufe ich bei Mutters Krankenkasse an, um mich über einen Antrag auf Pflegeeinstufung zu informieren. Ich hatte davon gehört, dass man bei Alzheimer einen solchen Antrag stellen sollte, für den Fall, dass man im weiteren Verlauf der Pflege auf Hilfsmittel oder eventuell auch den ambulanten Dienst angewiesen sein würde. Zu meinem großen Glück gerate ich gleich an eine kompetente und aufgeschlossene Mitarbeiterin. Sie erklärt mir, dass das Pflegeversicherungsgesetz eine Einstufung in drei Pflegestufen vorsieht. Als Maßstab für die Zuordnung sind in erster Linie die Häufigkeit des Hilfebedarfs und ein zeitlicher Mindestaufwand zu sehen. Um Leistungen aus der Pflegeversicherung zu bekommen, für die wir ja alle monatliche Beiträge zahlen, ist die Zuordnung zu einer Pflegestufe notwendig. Für die Pflegestufe I sei mindestens ein einmaliger täglicher Hilfebedarf bei mindestens zwei Verrichtungen aus den Bereichen Körperpflege, Ernährung oder Mobilität erforderlich, erklärt sie mir in etwas hölzernem Beamtendeutsch. Darüber hinaus müssten Verrichtungen im Bereich der hauswirtschaftlichen Versorgung ausgeübt werden. Die Mitarbeiterin der Krankenkasse empfiehlt mir, ein Pflegetagebuch zu führen, in dem ich alle täglichen Verrichtungen eintragen soll. Wenn ich im Laufe von vierzehn Tagen auf einen durchschnittlichen täglichen Pflegeaufwand von mehr als eineinhalb Stunden kommen würde, solle ich einen Antrag auf Zuerkennung der Pflegestufe I stellen. Sie will mir aber jetzt schon mal einen zusenden. Ich bedanke mich für die freundliche und ausführliche Auskunft, lege auf und denke über das soeben Gehörte nach. Das heißt also, dass, wenn ich nur das Notwendigste an Hilfe leiste und dafür mindestens eineinhalb Stunden pro Tag brauche, die Voraussetzungen für die Pflegestufe I bereits erfüllt sind. Beim bloßen Überschlagen der Zeit, die ich benötige, um Mutter beim Waschen, Zähneputzen, Anziehen und so weiter behilflich zu sein, komme ich diesem Zeitaufwand schon sehr nah. Denn es ist ja nicht so, dass Mutter einfach ins Badezimmer gehen würde, um sich zu waschen. Ich muss sie förmlich dazu drängen und vorher schon alles zurechtlegen. Das geht nicht immer friedlich ab. Trotz Vorbereitung bleibe ich dann im Hintergrund und greife nur im Notfall ein.

Und allein das Kochen: Um die Mahlzeiten zubereiten zu können, muss ich ja erst einmal die Lebensmittel dafür einkaufen. Und ich muss auch darauf achten, dass Mutter sie überhaupt isst. Das ist auch nicht in wenigen Minuten getan. Um die Wohnung sauber zu halten und die anfallende Wäsche zu waschen, brauche ich ebenfalls entsprechend viel Zeit. Also eineinhalb Stunden pro Tag reichen hierbei sicherlich nicht aus, fasse ich für mich meine Überlegungen zusammen.

Beim Führen des Pflegetagebuches bestätigt sich meine Vermutung, und ich stelle zudem fest, dass ich die Arbeiten in den von der Pflegeversicherung vorgegebenen Zeitkorridoren überhaupt nicht schaffe. Entweder sind die Verfasser dieser Vorschriften wahnsinnig schnell, oder ich bin viel zu langsam. Ich benötige die doppelte Zeit, wenn ich alles zusammenrechne.

Nachdem ich den Antrag der Krankenkasse ausgefüllt zurückgeschickt habe, dauert es nicht lange, und ich bekomme ein Schreiben vom Medizinischen Dienst. In dem wird angekündigt, dass sich in knapp 14 Tagen eine Gutachterin einen eigenen Eindruck von Mutters Zustand verschaffen will. Mir wird ganz übel bei dem Gedanken, dass ich das Ganze hinter Mutters Rücken eingefädelt habe und ihr nun auch noch erklären muss, warum da jemand Fremdes kommt, um sie zu begutachten.

Jennifer erklärt sich bereit, mich an diesem Tag zu begleiten. Ich bin erleichtert, dass ich das nicht alleine machen muss. Wir hecken den Plan aus, dass Jennifer zwischenzeitlich Mutter ablenkt, wenn ich mit der Gutachterin spreche – denn mir ist es noch immer unangenehm, in ihrem Beisein über ihre Defizite zu reden.

Am besagten Tag sind wir frühzeitig bei Mutter, und ich versuche, ihr zu erklären, dass jemand von der Krankenkasse kommt, um uns bei verschiedenen Anträgen zu helfen. Gott sei Dank fragt sie nicht weiter nach. Sie lässt mich, wie schon so häufig in der letzten Zeit, einfach stehen, dreht sich um und geht summend in ihr Schlafzimmer. Von dort höre ich sie leise vor sich hin sprechen: «Ich bin am 19. September 1928 geboren.» Sie wiederholt diese Worte gebetsmühlenartig, wie eine Beschwörungsformel. Mir tut es weh, das zu hören. Sie spürt also, dass wieder irgendetwas auf sie zukommt, und das macht ihr Angst. Wie schade, dass meine Erklärungsversuche mal wieder vergebens waren. Ich will sie doch nicht beunruhigen!

Die junge Frau vom Medizinischen Dienst klingelt pünktlich, und Mutter ist sofort zur Stelle, als ich ihr die Tür öffne. Frau Klein stellt sich vor, begrüßt meine Mutter, dann mich und sagt, dass sie vom Medizinischen Dienst sei und Mutter einige Fragen stellen möchte. Fröhlich läuft Mutter mit uns zusammen ins Wohnzimmer, als wenn gerade lieber Besuch gekommen wäre, und wir setzen uns alle zusammen an den großen Esstisch. Die Gutachterin fragt sie als Erstes nach ihrem Geburtsdatum. Mutter lässt sie gar nicht zu Ende reden und antwortet wie aus der Pistole geschossen: «19. September 1928.» Sie strahlt wie ein Schulkind, das froh ist, die gestellte Aufgabe gelöst zu haben. Frau Klein fragt Mutter nach ihrer Anschrift, die sie ihr aber nicht nennen kann. Nur, dass der Ort in Deutschland liege und dass es hier sehr schön sei, weiß sie zu antworten. Auch den Namen ihres verstorbenen Mannes kennt sie nicht. Die Fragen lassen sie unruhig werden, und sie verlässt den Raum.

Einerseits bin ich froh, dass ich nun mit der Gutachterin alleine reden kann. Andererseits halte ich es auch für sehr unhöflich, uns einfach hier sitzen zu lassen. «Lassen Sie nur», meint Frau Klein beruhigend, die mir meine Unsicherheit anzumerken scheint, «das ist schon in Ordnung. Ich habe sie mit meinen Fragen in die Enge getrieben. Das ist schon sehr deutlich, wie sie darauf reagiert. Dass sie ihr Geburtsdatum noch weiß, ist eigentlich normal. Das wissen die meisten Betroffenen noch sehr lange.» – «Sie hat ja auch in der letzten halben Stunde nichts anderes gemacht, als ihr Geburtsdatum vor sich hin zu sprechen. Ihr Schlafzimmer hängt voll mit Notizzetteln, auf denen sie abwechselnd den Namen meines Bruders oder meinen notiert hat. Teilweise nur halb. Auch die Telefonnummern sind nicht vollständig. Wie geht das nur weiter? Ich weiß überhaupt nicht mehr, was ich machen soll. Sehr kooperativ ist sie leider auch nicht. Es muss doch irgendeine Lösung geben! Man kann doch heute so viele Krankheiten heilen. Ich kann doch nicht die Hände in den Schoß legen und zusehen, wie es immer weiter bergab mir ihr geht», sprudelt es nur so aus mir heraus. Ich hoffe so sehr, dass diese freundliche, junge Frau noch irgendetwas aus dem Ärmel zaubert, was uns weiterhilft. In diesem Moment wird mir meine eigene Verzweiflung erst richtig bewusst.

«Es gibt leider keine bekannten Möglichkeiten, um diese Krankheit zu heilen. Es gibt Medikamente, die den Verlauf günstig beeinflussen können. Aber die helfen nicht bei jedem Patienten. Und vor allem werden sie nicht von allen Ärzten verschrieben. Die sind leider auch sehr teuer.» – «Mutter bekommt seit etwa fünf Wochen ein solches Medikament. Wir haben Gott sei Dank einen Arzt, der es verschreibt. Ich habe schon den Eindruck, dass ihr das gut tut. Aber man hat mir auch gesagt, dass das nicht zur Heilung führt, sondern nur den Verlauf verlangsamt. Und wie ich sie heute beobachtet habe, als sie ununterbrochen ihr Geburtsdatum vor sich hin gesagt hat, ist mir leider wieder sehr bewusst geworden, in welchem Zustand sie sich tatsächlich befindet.» Ich halte einen Moment inne und fahre dann fort: «Aber ich kann mich einfach nicht damit abfinden. Wir fliegen zum Mond, erforschen die Gene, und ich soll tatenlos zusehen, wie meine Mutter den Verstand verliert.» Aufkommende Tränen lassen meine Stimme zittern. «Was glauben denn Sie, wie es jetzt weitergehen wird? Wie lange kann sie denn überhaupt noch hier alleine leben? Die Informationen, die ich bisher bekommen habe, sind so allgemein gehalten. Was ich jetzt in dieser Situation oder in Zukunft machen muss, kann oder soll, weiß ich deswegen trotzdem nicht. Ich weiß gar nicht, wo ich anfangen und wo ich aufhören soll ...», sprudelt es nur so aus mir heraus. Jetzt bin ich doch froh, dass Jennifer mit Mutter zusammen in der Küche Kaffee kocht. «Ihre Mutter wird nach und nach ihre Alltagskompetenz ganz verlieren. Über kurz oder lang kann sie tatsächlich nicht mehr alleine zu Hause leben. Sie sollten bereits jetzt darauf achten, dass der Elektroherd immer abgeschaltet ist, sie nicht mit offenem Feuer hantieren kann und keinen fremden Leuten die Türe öffnet. Auch sollten Sie darauf achten, dass sie nicht zu viel Geld zu Hause hat. Geht sie denn noch alleine einkaufen?» – «Nein», sage ich, «seit der Entlassung aus dem Krankenhaus gar nicht mehr. Wenn ich mit ihr einkaufen gehe, macht sie immer einen etwas verlorenen Eindruck. Ich glaube, sie weiß gar nicht so recht, was sie kaufen soll oder was sie tatsächlich benötigt.» – «Sehen Sie», sagt Frau Klein, «das meinte ich eben mit dem Verlust der Alltagskompetenz. Sie kann alleine gar nicht mehr einschätzen, wann und ob sie überhaupt etwas braucht.» – «Ich habe mir gedacht, ob wir vielleicht einen ambulanten Dienst einschalten könnten, der ihr dabei behilflich ist, oder, wenn auch das nicht ausreicht, könnten wir uns eventuell nach betreutem Wohnen umschauen.» – «Ich muss Sie enttäuschen», entgegnet Frau Klein mit ruhiger Stimme und nimmt sich die Zeit, mir zu erklären, warum diese beiden Möglichkeiten gar nicht infrage kommen. «Der ambulante Pflegedienst ist maximal dreimal pro Tag für jeweils etwa fünfzehn bis zwanzig Minuten da. Was macht Ihre Mutter in der restlichen Zeit? Was ist, wenn sie nachts Hilfe braucht? Sie können nicht auf Dauer ständig auf dem Sprung sein. Sie haben ja noch ihr eigenes Leben. Und selbst wenn Sie jetzt täglich kommen – wollen Sie das so die nächsten Jahre durchhalten? Und bedenken Sie bitte, die Krankheit wird weiter fortschreiten. Es wird keine Besserung geben. Noch einmal: Sie wird nach und nach vollständig die Fähigkeit verlieren, auch nur im Geringsten für sich selbst zu sorgen.» – «Das ist ja im Grunde jetzt schon so», werfe ich ein und stelle dann fest: «Dann kommt ja wohl nur noch betreutes Wohnen infrage.» – «Auch da muss ich Sie leider enttäuschen. Für diese Art der Versorgung ist Ihre Mutter gar nicht mehr geeignet. Betreutes Wohnen setzt voraus, dass sich Ihre Mutter noch zum größten Teil selbst versorgen kann. Es werden dort zwar Hilfen zum Beispiel beim Reinigen der Wohnung und auch kleinere pflegerische Dienste angeboten. Sie kann sich auch das Mittagessen bringen lassen. Aber Ihre Mutter hat die Diagnose Alzheimer. In dem bereits jetzt schon sehr deutlichen Stadium ist betreutes Wohnen gar nicht mehr möglich.» Ich fühle mich wie nach dem ersten Schleudergang. Mir schießen alle möglichen Gedanken durch den Kopf. Ich weiß überhaupt nicht mehr, was ich noch sagen oder denken soll. Nach einem kurzen Schweigen fährt die Gutachterin fort: «Es gibt sehr gute Heime, die sich auf Demenzkranke spezialisiert haben. Schauen Sie sich doch in aller Ruhe einmal eins an.» – «Das ist genau das, was ich am allerwenigsten möchte. Ich kann mir das überhaupt nicht vorstellen, meine Mutter in einem Heim unterzubringen.» – «Denken Sie einfach einmal zusammen mit der ganzen Familie darüber nach», rät mir Frau Klein. «Es muss ja nicht sofort entschieden werden. Sie sollten aber nicht zu lange warten. Je früher sich Ihre Mutter noch an eine neue Umgebung gewöhnen kann, desto besser. Im weiteren Verlauf der Krankheit wird es immer schwerer. Ich denke, die Pflegestufe I wird auf jeden Fall genehmigt werden. Sie bekommen in Kürze darüber schriftlich Bescheid», sagt sie noch, während sie ihre Unterlagen in der Aktentasche verstaut. «Es tut mir Leid, aber ich muss noch weiter. Wir haben sehr viel mehr Begutachtungen als früher, und es sind auch immer mehr Demenzpatienten dabei.» An der Wohnungstür dreht sie sich noch einmal um und drückt mir fest die Hand: «Ich wünsche Ihnen alles Gute.»

Ich schließe die Tür hinter ihr und gehe zurück ins Wohnzimmer. Das Gespräch geht mir noch einmal durch den Kopf. Ich bin froh, dass ich noch einen Moment allein bin mit meinen Gedanken. In der Küche höre ich Jennifer mit Mutter lachen.

Als meine Tochter und ich am frühen Abend nach Hause fahren, erzähle ich ihr von dem, was ich mit Frau Klein besprochen habe. «Oma hat doch immer mal wieder davon geredet, in unsere Nähe zu ziehen. Wenn sie dichter bei uns wohnt, können wir uns doch viel besser um sie kümmern», meint Jennifer. Ich sage, dass sie nicht mehr auf Dauer alleine bleiben kann. «Das hat mir gerade die Frau vom Medizinischen Dienst erklärt. Sie meint, wir sollten uns mit dem Gedanken an ein Heim vertraut machen.» – «Kannst du dir Oma in einem Heim vorstellen?», fragt sie mich erstaunt. «Natürlich nicht. Das kann wohl keiner, der sie kennt. Aber die Idee, dass sie in unsere Nähe zieht, finde ich gar nicht so schlecht.»

Am Abend spreche ich mit Wolfgang über den Besuch der Gutachterin. Insbesondere auch darüber, dass sie wahrscheinlich schon in naher Zukunft nicht mehr alleine bleiben kann. Ich erwähne Jennifers Einfall bezüglich der räumlichen Nähe und dass Mutter das tatsächlich ja immer öfter in letzter Zeit geäußert hatte. Wolfgang hört aufmerksam zu und nickt. Dann rufe ich meinen Bruder an. Es geht ihm nicht gut. Die Untersuchungen bei Petra in den letzten Tagen haben besorgniserregende Ergebnisse gebracht. Sie wird sich einer erneuten Chemotherapie unterziehen müssen. Ich fasse nur das Wesentliche zusammen und verspreche, mich am kommenden Wochenende wieder bei ihm zu melden.

Wolfgang, Jennifer und ich sind uns einig, dass wir mit dem Unternehmen «Oma» alleine zurechtkommen müssen. Wir wollen die beiden in Stuttgart in der derzeitigen Situation nicht auch noch damit belasten. Wir sind davon überzeugt, auf jeden Fall eine angemessene Lösung für alle Beteiligten zu finden. Fragt sich nur, welche.

In den nächsten Tagen entschließe ich mich, entgegen meiner eigenen Einstellung, mir doch einmal ein Heim anzuschauen. Nur so zur Information. Leider gerate ich genau an eines dieser Heime, das alle erdenklichen Schreckensvisionen erfüllt. Schon von außen wirkt es alles andere als einladend.

Nach der Anmeldung holt mich der Pflegedienstleiter am

Eingang ab, und wir betreten das dunkle Haus mit seinen langen, glänzend gebohnerten Gängen. Am Anfang und am Ende eines jeden Flures befindet sich ein uralter Gummibaum, der wohl selbst nicht recht weiß, ob er leben oder sterben will. An den Wänden hängen hier und da ein paar Reproduktionen alter Gemälde und eingerahmte Monatsblätter eines Kalenders mit Motiven aus der Toskana. In dem Raum, der das Restaurant sein soll, gibt es nicht einen Tisch, der eine Decke hat. Die einzige Dekoration besteht aus Plastikblumen. In den ausschließlich für zwei Personen vorgesehenen Zimmern ist aus Platzgründen das Mitbringen von eigenen Möbeln verboten. Jedoch ist es immerhin erlaubt, Bilder in der Nähe des eigenen Bettes aufzuhängen. Jeder Bewohner hat einen eigenen Schrank. Bad und Toilette müssen natürlich, wie der restliche Raum, geteilt werden. Das übrige Mobiliar beschränkt sich auf einen kleinen Tisch mit zwei Stühlen.

Auf jeder Station befindet sich ein so genannter Aufenthaltsraum. Der Besuch dort beeindruckt mich so nachhaltig, dass ich in der darauffolgenden Nacht davon träume und schweißnass aufwache.

An einem großen, rechteckigen Tisch – diesmal immerhin mit bunter Plastikdecke – sitzen die Bewohner, und jeder von ihnen hat einen handtuchgroßen Schlabberlatz umgelegt. Bis auf zwei dieser acht Menschen, die um diesen Tisch herum sitzen, scheinen die anderen von ihrer Umgebung nicht viel zu realisieren, was man als glücklichen Umstand interpretieren kann. Sie starren vor sich hin oder sind eingeschlafen. Einer der beiden anderen faltet ein Papiertuch zusammen und legt es wieder auseinander, während der andere vor sich hin brabbelt.

Im Hintergrund läuft in unerträglicher Lautstärke der Fernseher mit irgendeiner Billig-Talk-Show, die nicht von einem einzigen Bewohner beachtet wird. Personal ist weit und breit nicht zu sehen, und so ist der Pflegedienstleiter auch sehr bemüht, mich so schnell wie möglich wieder nach draußen zu geleiten.

Auf meine Frage nach eventuellen Beschäftigungsangeboten für die Bewohner zählt er auf: drei kirchliche Messen, die jede Woche stattfinden, und ein Singnachmittag von einer Stunde, in denen bekannte Volkslieder gesungen werden. Das war's. Mir bleibt die Spucke weg. Ich verabschiede mich kurzerhand von ihm und suche das Weite. Ich bin schlicht und ergreifend schockiert und entsetzt. Sehen etwa alle Einrichtungen dieser Art so aus? Bis zu diesem Moment habe ich mir nie so recht Gedanken darüber gemacht, wie es in einem Alten- und Pflegeheim tatsächlich zugeht. Ich kann mich noch daran erinnern, dass die Mutter meines Vaters in einem Altenheim der gehobeneren Ausführung untergebracht war und sich dort auch recht wohl gefühlt hat. Aber das sind Kindheitserinnerungen. Das, was ich da eben erlebt habe, ist ja das absolute Grauen! Allein der Gedanke, meine Mutter dort hinzubringen, bricht mir das Herz.

Auf dem Nachhauseweg kommt mir wieder dieser Gummibaum am Anfang des Ganges in den Sinn. Sicherlich fällt auch er eines Tages tot um und wird dann einfach durch einen alten Baum vom anderen Flurende ersetzt.

Am Abend sitzen wir, Wolfgang, Jennifer und ich, zusammen. Im Laufe unseres Gespräches formiert sich der Gedanke mehr und mehr, Mutter nicht nur in unsere Nähe, sondern ins gleiche Haus zu holen. Auch in den nächsten Tagen reden wir immer wieder davon, dass das sicherlich die beste Lösung wäre. Wie der Zufall es will, ist in unserem Haus über uns eine Wohnung frei geworden. Da wir sowieso vorhaben, diese größere Wohnung zu kaufen, stünde unsere jetzige kleinere zur Verfügung. Was also liegt da näher, als Mutters Wunsch und der gegebenen Situation gerecht zu werden? Nach weiteren drei Wochen des Nachdenkens und Abwägens steht fest: Mutter kommt zu uns. Wir sind richtig froh und erleichtert, nun eine für alle Beteiligten gute Lösung gefunden zu haben. Ich rufe gleich meinen Bruder an und bin überzeugt, dass auch er sich darüber freuen wird. So ist wenigstens die Last von seinen Schultern genommen, und er muss sich nicht auch noch darüber Gedanken machen. Denn uns allen ist klar, dass Petras erneute Erkrankung belastend genug für ihn ist.

«Ich bin's. Stell dir vor, wir haben eine Lösung gefunden», falle ich auch gleich mit der Tür ins Haus, als Karlheinz den Hörer abnimmt. «War das Heim gut, das du besichtigt hast?», entgegnet mein Bruder sachlich wie immer. «Um Gottes willen. Das war eine Katastrophe. Aber wir haben eine andere, eine bessere Idee», erzähle ich aufgekratzt. «Du schaust dir noch ein anderes Heim an.» – «Die werden auch nicht viel anders sein, was ich bisher so gehört habe», erwidere ich. «Na, sag schon», hakt er neugierig nach. Ich hole noch einmal kurz Luft, um durch die Pause die Wirkung meiner Antwort noch zu unterstreichen: «Die Mutter kommt zu uns!» Jetzt ist es raus, und ich warte auf den Applaus. «Ja, spinnst du denn?», fragt mein Bruder nüchtern. Das ist jetzt wieder einer der Momente, in denen ich mich frage, warum ich überhaupt einen Bruder habe. Tag und Nacht sind sich ähnlicher als wir beide. «Wieso? Gefällt dir diese Idee denn nicht?», frage ich enttäuscht. «Sag mal», will er wissen, «wie lange kennst du eigentlich schon unsere Mutter? Glaubst du, die wollte allen Ernstes mit euch leben?» Er nimmt mir meine ganze Freude an dieser Überraschung. «Sie soll ja nicht *mit* uns, sondern für sich in der kleinen Wohnung *unter* uns leben. Oder denkst du, ich wollte zu Beginn meiner neuen Partnerschaft mit Mutter zusammenleben? Für wie blöd hältst du uns eigentlich? Und außerdem, hast du denn eine bessere Lösung? Wahrscheinlich nicht, aber meckern», sage ich und bin jetzt richtig sauer. Im Hintergrund höre ich Petras Stimme, und mein Bruder gibt den Telefonhörer wortlos an sie weiter. Sie ist wie immer der ruhende, ausgleichende Pol zwischen ihm und mir. Selbst jetzt noch, wo es ihr selbst schlecht geht. Ich erzähle von meinen Eindrücken aus dem aufgesuchten Heim und auch von unserem sorgfältig überlegten Entschluss. «Ich halte das für keine gute Idee», meint Petra ruhig. «Auf Dauer ist es sicherlich nicht so angenehm, mit ihr unter einem Dach zu leben. Sie ist ja doch in den letzten Monaten sehr anstrengend geworden.» – «Aber was sollen wir denn bitte machen? All die anderen Möglichkeiten kommen doch nicht infrage. Und Karlheinz hat gut reden, wenn er meint, dann müsse ich halt so lange nach einem Heim suchen, bis ich ein geeignetes gefunden habe. Ich kann das nicht, die Mutter einfach in ein Heim bringen. Sie ist nicht der Typ dafür. Das würde sie umbringen.» – «Ich will dich doch nur vor einem Fehler bewahren», sagt Petra. «Ich habe mich viele Jahre um meine Mutter und meine Tante gekümmert. Dabei waren die beiden körperlich krank und nicht geistig. Das ist in der Pflege bestimmt auch nochmal ein Unterschied.» – «Das glaube ich bestimmt. Aber wir sind überzeugt, dass wir das Richtige machen. Zumindest für die nächste Zeit. Wir wollen uns die Arbeit auch untereinander aufteilen. Und wenn es dann tatsächlich irgendwann nicht mehr anders geht, können wir uns immer noch um eine Heimunterbringung kümmern.» Noch bin ich davon überzeugt, dass als Pflegefall nur bezeichnet wird, wer bettlägerig und vollkommen hilflos ist.

Am Ende des Gesprächs frage ich Petra nach ihrem eigenen Befinden, denn sie wirkt sehr erschöpft am Telefon. «Ach, es geht halt so. Ich bin oft so müde, und dabei haben wir im Geschäft ziemlich viel Arbeit zurzeit.» – «Wie sieht denn deine weitere Behandlung aus?», möchte ich wissen. «Ab übernächster Woche soll wieder bestrahlt werden. Aber das Ganze kenne ich ja schon. Und dann gibt es sicherlich noch eine Chemotherapie.» – «Wie geht es dir dabei?», frage ich sie besorgt. Es tut mir so Leid, dass sie das alles noch einmal durchmachen muss. «Ich kenne das ja schon», sagt sie. «Ich finde es nur so belastend, wenn ich immer wieder in die Klinik komme und vertraute Gesichter von Mitpatienten nicht mehr sehe, weil sie es halt nicht geschafft haben», sagt sie traurig. «Aber ich werde es schaffen, das weiß ich.» – «Ich weiß es auch. Pass bitte auf dich auf und grüß mir meinen Bruder. Ich melde mich bald wieder bei euch.» Es tut mir immer wieder weh, wenn ich mit Petra über ihre Erkrankung rede. Wie gerne würde ich ihr in irgendeiner Weise helfen. Aber wir haben jetzt hier erst einmal ein anderes Problem zu lösen.

Kapitel 3 – Ein neues Zuhause oder Die private Krankheit

Nachdem die Entscheidung nun einmal gefallen ist, dass Mutter zu uns ziehen soll, erstellt Wolfgang zunächst einen Plan, in dem er festlegt, wie wir am besten an dieses Unternehmen herangehen und es auch erfolgreich durchführen. Unser Entschluss, Mutter in unsere Nähe zu holen, wird durch den Kauf der oberen Wohnung im gleichen Haus erheblich erleichtert. So ist es möglich, dass Mutter bei uns, aber trotzdem in ihrem eigenen Reich wohnen kann. Einmal mehr bin ich froh, dass diese Wohnung uns gehört. Denn wer würde schon an eine demente Person eine Wohnung vermieten? Hinzu kommt, dass die kleinere Wohnung einen Mutters jetziger Wohnung sehr ähnlichen Grundriss aufweist. So wird es möglich sein, die Möbel wieder fast an der gleichen Stelle aufzustellen, damit ihre Umgewöhnung so leicht wie möglich wird. Wir kommen auch zu dem Entschluss, kein Umzugsunternehmen zu beauftragen, um in Ruhe und vor allem mit ihr gemeinsam einzupacken und auszusortieren. Dies bedeutet für uns ein erhebliches Maß an Mehrarbeit, aber wir sind uns sicher, dass das für Mutters Befinden besser ist und sie so von den Ereignissen nicht einfach überrollt wird.

Unser Plan sieht folgendermaßen aus:

- Abschluss der Kaufverhandlungen für die große Wohnung.
- Verkauf von Wolfgangs Haus in Hessen, sobald die Interessenten endlich den Kaufvertrag unterschreiben.
- Räumen des Hauses und Transport der Möbel nach Köln als Privatumzug, was uns die Gelegenheit gibt, alles gleich in Ruhe zu sortieren und eventuell zu entsorgen.

- Umbau und Renovierung der größeren Wohnung nach unseren Vorstellungen.
- Umzug in die neue Wohnung innerhalb des Hauses.
- Renovierung der Wohnung, in die Mutter einziehen soll, parallel dazu Verpacken des Hausrates in ihrer jetzigen Wohnung.
- Durchführung von Mutters Umzug. Reinigung der Wohnung und Übergabe an den Verwalter.

Erst einmal müssen wir uns mit Mutters Vermieter in Verbindung setzen. Vorausgesetzt, wir bringen in Erfahrung, wie dieser heißt und wo er wohnt. Ich frage bei meinem Bruder nach, ob er eventuell seinen Namen kennt. Karlheinz erklärt mir am Telefon, wo ich vielleicht Mutters Mietvertrag finden könnte. Bei seinen letzten Besuchen hat er ja immer mal wieder versucht, Mutters Papiere in Ordnung zu bringen, was leider auf sehr heftigen Widerstand ihrerseits gestoßen ist, weil sie sich in ihrem kranken Zustand weniger denn je in die Karten sehen lassen will. Der Mietvertrag befinde sich aber auf jeden Fall in einem Ordner, den er selbst angelegt habe, erklärt mir mein Bruder. Darin fänden sich alle notwendigen Angaben, um sich mit dem Vermieter in Verbindung zu setzen.

Beim nächsten Besuch nutze ich die Gelegenheit, als Mutter nicht im Raum ist, und schaue am angegebenen Ort nach. Ich finde tatsächlich den Ordner und auch den Mietvertrag. Kurzerhand entnehme ich ihn und stecke ihn in meine Handtasche. Warum soll ich Mutter jetzt auch noch damit in Unruhe versetzen, dass ich ihr erkläre, wozu ich die Angaben brauche? Schließlich hat sie in der Vergangenheit immer alles selbständig und alleine gemacht. Aber ein schlechtes Gewissen habe ich trotzdem dabei.

Zu Hause lesen Wolfgang und ich uns den Mietvertrag durch. Wir wissen jetzt, dass der Vermieter Franck heißt und in einem Nachbarort von Mutter wohnt. Dabei stellt sich auch heraus, dass aufgrund des bereits sehr lange bestehenden Mietverhältnisses eine Kündigungsfrist von einem Jahr einzuhalten ist. Umso dringender muss ich mich um die möglichst rasche Kündigung des Vertrages kümmern. Ich mache die Telefonnummer ausfindig und rufe Herrn Franck kurzerhand an. Nachdem ich mich kurz vorgestellt habe, erkläre ich dem erstaunten Mann den Grund meines Anrufes. «Das erklärt auch, warum sie mir in den letzten Monaten die Tür nicht mehr geöffnet hat. Wissen Sie, wenn ich alle paar Monate mal in der Nähe war, habe ich kurz hallo gesagt. Sie hat sich auch immer darüber gefreut. Aber, wie gesagt, bei den letzten beiden Malen machte sie mir gar nicht mehr die Tür auf, obwohl ich hören konnte, dass sie zu Hause war», erzählt er betroffen. Ich erwidere: «Das habe ich in der letzten Zeit vermehrt aus ihrem Umfeld, wie Nachbarschaft und so weiter, gehört. Viele haben bemerkt, dass sie sich verändert hat, aber keiner wusste, warum. Der eine oder andere hat sich daraufhin von ihr zurückgezogen, hin und wieder hat mich auch mal jemand darauf angesprochen, wenn ich sie besucht habe.» Nach einer Pause setze ich noch hinzu: «Wir wissen ja auch erst seit wenigen Wochen genau Bescheid. Sie war in der Uni-Klinik zur Abklärung der Diagnose. Dort hat man mir auch gesagt, dass sie auf Dauer nicht mehr alleine bleiben kann.» – «Was haben Sie denn jetzt vor?», fragt er. «Es geht um die Kündigung der Wohnung. Wir haben uns entschlossen, die Mutter zu uns zu holen. Im Mietvertrag steht eine Kündigungsfrist von einem Jahr. Dieser Zeitraum ist uns allerdings unter Berücksichtigung des derzeitigen Gesundheitszustandes meiner Mutter zu lange. Wären Sie denn damit einverstanden, wenn wir einen Nachmieter suchen würden, damit Mutter schneller aus dem Vertrag entlassen werden kann?» – «Wie viel Zeit brauchen Sie denn, bis Ihre Mutter ausgezogen ist?» – «Ich weiß es selbst noch nicht so genau. Ich wollte mich erst einmal mit Ihnen in Verbindung setzen, damit wir die Angelegenheit überhaupt klären können.» – «Es ist nämlich so», fährt er fort, «ich weiß nicht, ob Ihre Mutter schon einmal mit Ihnen darüber geredet hat. Ich trage mich schon seit längerem mit dem Gedanken, die Wohnung zu verkaufen. Ich habe sie auch Ihrer Mutter angeboten, aber sie hat mir darauf nie geantwortet. Mir ist es recht, wenn wir eine kürzere Kündigungsfrist vereinbaren. Die Wohnung lässt sich dadurch leichter verkaufen. So haben wir alle einen Vorteil dabei. Können Sie sich drei Monate Frist vorstellen?» – «Das ist ja sehr nett von Ihnen, dass Sie uns so entgegenkommen. Das geht sicherlich so in Ordnung. Ich werde das noch einmal mit der Familie besprechen und setze mich dann wieder mit Ihnen in Verbindung, sobald für uns der zeitliche Ablauf klar ist.» Ich gebe ihm noch unsere Telefonnummer und Adresse, damit er, wenn nötig, mit uns Kontakt aufnehmen kann. Ich bedanke mich nochmals bei ihm. Es fällt mir weiß Gott nicht leicht, mich in das Leben meiner Mutter einzumischen, aber ich bin bereits mittendrin.

Das Telefonat stimmt mich nachdenklich. Hat Herr Franck es also auch bemerkt, dass sie sich verändert hat. Andere ihrer Freunde, Bekannten, Nachbarn oder entfernte Verwandte hatten zwar auch die eine oder andere Auffälligkeit bemerkt, taten sich wichtig mit ihren Beobachtungen und «klärten» mich bei zufälligen Treffen über eventuelle Verhaltensregeln oder Vermutungen auf. Aber tatsächlich etwas unternommen, um Mutter zu helfen oder mich dabei zu unterstützen, ihr zu helfen, haben sie nicht.

Der anerzogene Respekt gegenüber Mutters Angelegenheiten muss weichen, um Situationen wie diese in den Griff zu kriegen. Ich kann mich leider mit den üblichen Regeln der Höflichkeit nicht länger aufhalten. Es ist durch ihre Krankheit notwendig geworden, sich auch über die Grenzen der Diskretion hinwegzusetzen. So bleibt mir trotz meines wachsenden Unbehagens nichts anderes übrig, als mir einen Überblick über ihre Bankangelegenheiten zu verschaffen und ihre Post durchzusehen. Das ist jedoch leichter gesagt als getan. Von Mutter ist keine Auskunft zu erhalten. Und von einem Ablagesystem kann schon lange keine Rede mehr sein. Die zufällig gefundenen Kontoauszüge, die sie zwischen ihrer Wäsche im Schlafzimmer, in einer Glasschale im Wohnzimmer oder aber in der Küchenschublade zwischen allerlei Zeitungsausschnitten aufbewahrt hat, lassen nichts Gutes erahnen. Es hat den Anschein, dass ein großer Teil des ehemals nicht unerheblichen Vermögens verschwunden ist. In Momenten wie diesen, nach solchen Entdeckungen bin ich besonders froh, dass wir uns entschlossen haben, das Ruder für Mutter in die Hand zu nehmen.

Langsam wachse ich in meine Rolle hinein.

Wie schon in den letzten Wochen zur Gewohnheit geworden, spreche ich am Abend zu Hause mit meiner Familie. Dieses Mal geht es um meine Vermutung bezüglich Mutters Finanzen. Beim späteren Telefonat mit Karlheinz bestätigt er mir, dass er den gleichen Verdacht schon länger gehabt habe. Darum habe er ja auch immer wieder versucht, ihre Unterlagen zu ordnen. Die Mühseligkeit des Unternehmens ist uns allen bekannt, und dass es somit nie zu einem endgültigen Abschluss kommen konnte, auch. Wie sollte es auch bei Mutters heftiger Gegenwehr?

Mir fallen die vielen Artikel aus den Versandhäusern ein, die wir bei ihr gefunden haben. Mein Bruder erinnert sich daran, dass er im Kopfteil ihres Fernsehsessels verschiedene Sparbücher gefunden hat. Aber auch nur deshalb, weil er sich in den Sessel hineingesetzt hat und die Bücher ihn gezwickt hatten.

«Sie waren alle leer und entwertet. Wenn Mutter mit allem so umgegangen ist, solltet ihr tatsächlich jede Kleinigkeit durchsuchen vor dem Umzug. Wer weiß, wo sonst noch was versteckt ist.» Und nach kurzer Pause weist er mich auch noch darauf hin, dass unsere Eltern ein ziemlich großes Aktienpaket und Bundesschatzbriefe gehabt hätten. Er selbst habe die dazugehörigen Unterlagen auch seit Jahren nicht mehr gesehen. «Vielleicht hat sie die auch irgendwo mit untergewurschtelt. Achte mal darauf. Eventuell sind diese Unterlagen ja dort, wo man sie erst einmal gar nicht vermuten würde. Oder sie hat diese Depots aufgelöst. Aber auch dann muss es doch darüber einen Hinweis geben.» – «Na, bravo. Das hat mir gerade noch gefehlt, auch noch danach suchen zu müssen. Mutter ist eh schon immer sehr gereizt in den letzten Tagen. Wahrscheinlich schaue ich ihr mittlerweile zu viel hinter ihre Fassade», antworte ich wenig erfreut.

Mutters Krankheit schreitet voran. Sie verhält sich immer eigenartiger beim Öffnen der Haustür, wenn ich komme. Ich habe nicht den Eindruck, dass sie sich über meinen Anblick freut. Ihre Haltung und Mimik ist voller Ablehnung. Gerne würde ich mit ihr darüber reden. Aber ich weiß zu genau, dass sie mir ihr Verhalten nicht erklären kann. Früher wollte sie es bei solchen Gelegenheiten nicht, und heute ist sie nicht mehr dazu in der Lage. Sie hat Unstimmigkeiten zwischen uns eigentlich nie angesprochen und ist den entsprechenden Versuchen in den vergangenen Jahren ganz gerne ausgewichen. Sie hat sie lieber ignoriert, was nicht meine Art ist, mit den Dingen umzugehen. Auch das ist ein weiterer Unterschied zwischen uns beiden.

Ich muss mich sehr zusammenreißen, damit die Stimmung trotzdem halbwegs erträglich bleibt. Die Situation ist belastend und die zusätzlich anfallende Arbeit sehr anstrengend. Da kann ich nicht auch noch irgendeinen Streit gebrauchen.

Ich kann mich aber nicht dagegen wehren, dass ich mich selbst frage, warum ich mir das alles antue. Jetzt, wo ich selbst endlich einmal nach vielen anstrengenden Jahren, in denen ich mit meiner Tochter alleine gelebt habe, ein schönes Familienleben führen kann. Jetzt halse ich mir und meiner Familie diese Bürde auf und bekomme auch noch Tritte von meiner Mutter. Dass sie mich nicht lobt – geschenkt, aber dass sie auch noch böse auf mich ist, ärgert mich. Kümmere ich mich aus Pflichtbewusstsein? Weil irgendjemand es von mir erwartet? Weil sie meine Mutter ist? Aus schlechtem Gewissen? Oder weil ich es tatsächlich schön finden würde, sie in meiner Nähe zu haben? Ich weiß es im Moment nicht und möchte auch nicht weiter darüber nachdenken.

Eines Nachmittags holt Mutter alles, was ich zuvor in den Mülleimer gepackt habe, wieder heraus, um es erneut dahin zu bringen, wo ich es vorher hergeholt habe. «Jetzt reicht es mir aber. Meinst du, ich mache das, weil ich nichts anderes zu tun habe?», fahre ich sie an. «Ach du, du», antwortet sie mir wütend und findet nicht die richtigen Worte, um mich zu beschimpfen. Ihr Gesichtsausdruck und die wegwischende Handbewegung jedoch sind eindeutig. Bereits hier sollte mir eigentlich klar sein, dass das mit uns auf Dauer nicht so harmonisch laufen wird, wie ich mir das erträumt habe. Wir sind viel zu unterschiedlich. Und sie will sich nicht von mir gängeln lassen. Sie hat viel zu lange ihre eigene Suppe gekocht. Aber mein angeborener Optimismus gibt mir zu verstehen, dass dies noch lange kein Grund ist, um aufzugeben. Vielleicht wäre in diesem Moment ein wenig mehr Realismus angebrachter. Vielleicht ist dies der richtige Zeitpunkt, die ganze Aktion noch einmal zu überdenken. Aber das mache ich nicht.

Stattdessen ist es nun höchste Zeit, den bestehenden Mietvertrag zu kündigen. Ich spreche Mutter noch einmal darauf an, ob sie tatsächlich in unsere Nähe ziehen will.

«Ja. Prima, super», sagt sie mit heller Stimme. Leider bin ich mir wieder nicht sicher, ob sie tatsächlich versteht, was meine Frage bedeutet. Ich erspare jedoch ihr und mir die endlosen Erklärungsversuche und kündige in Mutters Namen und hoffentlichem Einverständnis den Vertrag. Jetzt gibt es kein Zurück mehr. Ich freue mich darauf, dass sie ab Sommer bei uns wohnen wird. Und trotzdem: Irgendetwas dämpft meine Stimmung, ich kann es gar nicht recht beschreiben. «Vielleicht kann ich es mir nur jetzt noch nicht so richtig vorstellen, wie es sein wird», beginnt der Dialog in mir. «Und wenn sie womöglich gar nicht mehr zu uns ziehen will?» – «Es wird bestimmt richtig schön. Wir können uns um sie kümmern. Das wird ihr sicherlich gut tun.» – «Bist du dir da so sicher?» – «Nein. Aber bei anderen Leuten funktioniert es ja auch. Warum nicht bei uns?» – «Weil wir nicht sind wie andere Leute.» – «Vielleicht klappt es ja doch besser, als du dir das denken kannst», beende ich trotzig den Dialog in meinem Inneren, jedoch das Unbehagen bleibt. Ich werde noch erfahren, warum.

Mit Köln wohnen wir natürlich in einer der Karnevalshochburgen, und so ist nun Mitte Februar überall spürbar, dass die «tollen Tage» nicht mehr weit sind. Um Mutter eine Freude zu machen und das angespannte Verhältnis wieder zu normalisieren, schlage ich ihr vor, einen Tag nach Weiberfastnacht die Karnevalsveranstaltung in einem nahe gelegenen Einkaufscenter zu besuchen. Ich weiß, dass Mutter Karneval sehr gerne hat. Während meiner Kindheit begann sie bereits kurz nach Weihnachten mit den Vorbereitungen. So wurden Kostüme entworfen und angefertigt – und zwar für die ganze Familie. Von Weiberfastnacht bis Aschermittwoch habe ich meine Eltern kaum zu Gesicht bekommen. Mein sechs Jahre älterer Bruder war auch unterwegs, und so blieb mir die Feier in der Schule – und den Karnevalszug mit Oma vor dem Fernseher anzusehen. In den späteren Jahren wurden zur Karnevalszeit unglaublich viele Feste in meinem Elternhaus gefeiert. Meist standen sie unter einem ganz bestimmten Motto. Die Kostüme, die Dekoration und natürlich auch das reichhaltige Büfett wurden darauf abgestimmt. Ich weiß gar nicht, wo die vielen Gäste alle herkamen, aber mir fällt jetzt auf, dass keiner von ihnen sich in den letzten Jahren um Mutter gekümmert hat.

Als ich ihr jetzt vorschlage, die Karnevalsfeier im Einkaufscenter zu besuchen, reagiert sie aufgeschlossen, obwohl ich nicht sicher bin, ob sie verstanden hat, worum es geht.

Am Tag der Feier bin ich schon mittags bei ihr; kostümiere und schminke sie ein wenig, was ihr offensichtlich Spaß bereitet. Ich freue mich sehr darüber. Aus meinem Autoradio tönt ein Karnevalsschlager nach dem anderen, und Mutter singt teilweise und zu meinem Erstaunen sehr textsicher mit. Sie ist zugänglicher und wirkt aufgeräumt. Zu Hause angekommen, stelle ich das Auto ab und sage Wolfgang und Jennifer kurz Bescheid, dass wir da sind. Alle zusammen gehen wir dann froh gelaunt zu dem nahe gelegenen Einkaufscenter.

Schon von weitem hört man die Musik und sieht auf den Straßen die vielen verkleideten und buntgeschminkten Menschen. Kaum haben wir das Center betreten, schlägt uns eine ausgelassene Stimmung entgegen. Als echte Kölsche tut uns das richtig gut und reißt uns auch gleich mit. Wir haben Not, Mutter in dem Trubel nicht zu verlieren. Als wir Bekannte treffen, die sich freuen, sie nach langer Zeit wiederzusehen, geht sie gar nicht sonderlich auf deren Begrüßung und Gespräch ein, sondern widmet sich dem Geschehen um sie herum. Ihre Bekannten sind offensichtlich etwas vor den Kopf gestoßen und können mit ihrer Reaktion nun gar nichts anfangen. Sie wissen nichts von ihrer Krankheit, aber ich halte die Situation auch nicht für geeignet, ihnen das jetzt zu erklären. So verabschieden wir uns kurz und gehen weiter in Richtung Bühne. Dort läuft bereits das angekündigte Programm mit verschiedenen Kölner Karnevalsgruppen. Die erste heizt dem Publikum schon richtig ein. Die Menschen singen und schunkeln, und, wie in Köln so üblich, haken sich alle ein, ob man sich nun kennt oder nicht. Und Mutter ist mittendrin. Eigentlich eine Situation, die ihr immer gefallen hat. Aber irgendwie stimmt hier etwas nicht. Sie schaut sich ständig um, als wenn sie irgendwen oder irgendwas suchen würde. Sie wirkt nervös, fast ein wenig verängstigt und ist nicht recht bei der Sache. Sie ist überhaupt nicht ausgelassen und singt nicht mit.

Auch Wolfgang bemerkt ihr ungewöhnliches Verhalten und gibt mir per Kopfbewegung zu verstehen, dass wir lieber aus dem Gewühl herausgehen sollten. Ich nehme also Mutter am Arm und spreche ihr wegen des Lärms direkt ins Ohr, dass wir mit ihr noch ein Kölsch trinken wollen. Sie gibt sich hoch erfreut. Ob sie mich tatsächlich verstanden hat, weiß ich wieder nicht, auf jeden Fall geht sie direkt mit mir und lässt sich sogar an der Hand führen, damit ich sie in dem Trubel nicht verliere.

Als wir den Bierstand erreichen, sind wir alle erleichtert, wenn auch aus unterschiedlichen Gründen. Mutter ist wohl froh, dass man sich ihr nun besser widmen kann. Und wir sind entspannter, weil hier etwas mehr Platz um uns herum ist und die Lautstärke erträglich. Die Stimmung ist feucht-fröhlich, und die Menschen sind gut gelaunt. Trotzdem sind wir ständig auf der Hut, dass Mutter uns nicht verloren geht. Wir geben Acht, dass sie nicht dauernd das Bier von anderen Leuten austrinkt und versucht, mit ihnen in Kontakt zu kommen. Denn inzwischen ist sie wieder richtig gelöst. Fremden fällt sicherlich in dem Trubel gar nicht auf, dass etwas nicht mir ihr stimmt, aber uns. Sie hält die gesunde Distanz zwischen sich und anderen nicht mehr ein.

So schön der Nachmittag begonnen hat, so anstrengend ist er für uns zu Ende gegangen. Ganz so aufreibend habe ich mir diese Aktion nicht vorgestellt. Eigentlich hat keiner von uns die Veranstaltung genießen können. So sind wir alle erleichtert, als wir zusammen am Tisch sitzen und gemeinsam Abendbrot essen. Anschließend bringe ich Mutter wieder nach Hause und helfe ihr noch beim Umziehen. Sie ist immer noch bester Laune und summt vor sich hin. Ich warte noch, bis sie ihre Tabletten genommen hat, und fahre dann wieder nach Hause. Mutter wird durch ihre Erkrankung mehr und mehr zum Dreh- und Angelpunkt unseres eigenen Lebens.

Ein paar Tage nach Karneval erhalten wir schon den Bescheid, dass Mutter die Pflegestufe I zuerkannt worden ist. Somit erhält sie monatlich 400 DM. Dieser Betrag ist dazu gedacht, für den Erkrankten die Pflege im häuslichen Bereich sicherzustellen.

Ich habe die Möglichkeit, meine Arbeitszeit in der Medienfirma auf zwanzig Stunden pro Woche zu kürzen, um den vielen Verpflichtungen besser nachkommen zu können. Es fällt mir nicht ganz leicht, denn ich mag meine Arbeit sehr. Aber ich schaffe es einfach nicht mehr, voll zu arbeiten und mich um Mutter zu kümmern. Und so kann ich jetzt auch morgens zu Mutter zu fahren.

Weil ich weiß, wie sehr sie den Frühling liebt, schlage ich ihr eines Vormittags vor, die ersten schönen Sonnenstrahlen für einen kleinen Spaziergang zu nutzen und die eine oder andere Kleinigkeit auf diesem Weg gleich mit einzukaufen. Ich denke, dass ihr die Abwechslung gut tun wird, und will unter anderem auch einige Primeln für sie besorgen, weil ich weiß, wie sehr sie gerade diese ersten Frühlingsboten mag. Also ziehen wir uns an und verlassen die Wohnung. Sie ist, wie so oft, wenn wir unterwegs sind, gut gelaunt und trippelt unbeschwert und leise summend neben mir her. Das ändert sich schlagartig, als uns zwei Frauen mit Kopftüchern und etwas längeren Mänteln entgegenkommen. Mutter schimpft wie ein Rohrspatz. Sie kann zwar nicht schnell genug die Worte finden, nach denen sie sucht, aber es ist offensichtlich, dass ihre Aggression den beiden Frauen gilt. Sie, die allem Fremden immer so respektvoll begegnet ist, die fremde Kulturen so sehr schätzt und die selbst oft genug Gast in diesen Ländern war, beschimpft diese Frauen, dass es schon mehr als peinlich ist! Ich hoffe nur, dass die beiden die gestückelten Worte meiner Mutter nicht verstehen, obwohl die Gestik eindeutig ist. Ich gebe ihnen zu verstehen, dass mir das Verhalten von Mutter Leid tut, und ziehe Mutter gegen ihren Willen einfach weiter. Was soll das, was ist mit ihr? Die beiden hatten ihr doch gar keinen Anlass zu einem solchen Verhalten gegeben! Wir beenden, noch bevor wir richtig damit begonnen haben, diesen Einkaufsbummel.

Ich bin einmal mehr heilfroh, als wir wieder in ihrer Wohnung ankommen. Mein Puls rast. Meine Ratlosigkeit und Hilflosigkeit werden immer größer. Wie kann man Außenstehenden solche Situationen erklären, begreifbar machen? Warum passieren diese Ausrutscher immer dann, wenn ich mit ihr alleine bin? Ich wünsche mir so sehr, dass das mal jemand miterleben würde. Erzähle ich später davon, kann sich verständlicherweise keiner die bedrückende und nervenzehrende Situation so richtig vorstellen ...

Ein paar Tage später rührt sich endlich der Makler. Die Interessenten, die Wolfgangs Haus in Hessen bereits im letzten Jahr kaufen wollten, aber die Entscheidung immer wieder hinausgezögert haben, sind endlich zum Kauf entschlossen – aber nur unter der Voraussetzung, dass sie bereits zu Ostern einziehen können. Wolfgang sagt zu und fährt schon drei Tage später los, um den Verkauf notariell perfekt zu machen. Das bedeutet für uns, dass wir an den nächsten fünf Wochenenden damit beschäftigt sein werden, insgesamt 180 Quadratmeter Wohnfläche und 200 Quadratmeter Nutzfläche zu räumen und den größten Teil des Mobiliars nach Köln zu bringen.

Wir fahren also Freitagmittag mit einem Leihwagen von Köln nach Hessen und verpacken alles in Umzugskartons. Im Laufe der nächsten Wochen habe ich zunehmend das Gefühl, dass, wenn ich vorne etwas wegnehme, von hinten jemand nachschiebt. Es wird einfach nicht weniger. Jennifer übernimmt an diesen Wochenenden die Betreuung ihrer Großmutter.

Nur durch exakte Planung und minutiöse Einhaltung des vorgegebenen Ablaufes haben wir die Chance, in der verbleibenden Zeit auch alles zu schaffen, was nötig ist. Nichts Unvorhergesehenes darf uns jetzt, in diesem sensibel ausbalancierten Kraftakt, dazwischenkommen. Ostersamstag ist es dann tatsächlich geschafft! Wir verladen die letzten Möbelstücke und übergeben um 13 Uhr das Haus besenrein an die neuen Eigentümer.

Auf der Rückfahrt sind Wolfgang und ich richtig unbeschwert und albern herum. Wir freuen uns so sehr auf diesen gemeinsamen Neuanfang. Da ich nie ohne Proviant auf Reisen gehe, frage ich Wolfgang, ob er etwas essen möchte. Ja, meint er scherzhaft, es wäre schön, wenn ich ein paar Schinkenröllchen hätte. «Kein Problem!», sage ich, mache die Kühlbox auf und hole die entsprechenden Zutaten heraus. Wolfgang fallen fast die Augen aus dem Kopf, als ich die gewünschten Schinkenröllchen auf den Knien zubereite. Lachend verzehren wir das Essen. Als ich ein hartgekochtes Ei schäle, passiert mir ein Missgeschick: Das glitschige Ei gleitet mir aus den Fingern und rollt unter das Bremspedal. Wolfgang kann vor Lachen kaum noch das Steuer geradeaus halten und muss auf dem Standstreifen der Autobahn anhalten, um sich zu beruhigen und das Ei unter dem Pedal hervorzuholen. Das Lachen tut uns richtig gut. Mir fällt auf, dass uns das in den letzten Wochen ganz gegen unsere Gewohnheit und unmerklich abhanden gekommen ist.

Nach Ostern gehen wir nahtlos dazu über, die in unserem Haus neu erworbene Wohnung zu renovieren und nach unseren Vorstellungen umzubauen. Ich vereinbare Termine mit verschiedenen Handwerkern, die dann, Gott sei Dank, fast pünktlich erscheinen. Da der vorhandene Parkettboden wohl etwas gelitten hat, kommt ein Abschleifen nicht mehr infrage. Wir entschließen uns dazu, einen neuen legen zu lassen.

Die Sanierung des Fußbodens zieht sich lange hin, und so kann natürlich auch der zu unserer Unterstützung bestellte Anstreicher nicht zügig weiterarbeiten. Es bleibt uns also nichts anderes übrig, als den größten Teil auch dieser Arbeit zu übernehmen. Glücklicherweise sind Wolfgang und ich nicht unbegabt, und mir kommen meine schon in jungen Jahren erworbenen handwerklichen Fähigkeiten einmal mehr zugute. Wanddurchbruch? Verputzen? Tapeten kleben? Kein Problem!

Wolfgang beginnt parallel dazu, die Schränke in den Schlafzimmern und im Flur aufzubauen. So können wir die Kleidung gleich von unten nach oben bringen und aufhängen, ohne noch mehr verpacken zu müssen. Jennifer ist in dieser Zeit an allen Ecken behilflich und sorgt zwischenzeitlich immer wieder auch für unser leibliches Wohl. Das tut richtig gut. Trotz der vielen Arbeit sind wir glücklich, unser neues Zuhause gemeinsam nach unseren Vorstellungen herzurichten. Die Sorge um Mutter tritt in den Hintergrund.

Mitten in diese Vorfreude platzt die erschütternde Nachricht, dass Wolfgangs bester Freund völlig unerwartet verstorben ist. Wir sind beide zutiefst betroffen. Noch wenige Tage zuvor hat er uns beim Verladen der letzten Kartons in Hessen geholfen, und wir hatten verabredet, dass er uns so schnell wie möglich in Köln besuchen sollte.

Alle Planung rückt in den Hintergrund. Es steht fest, dass wir auf jeden Fall an der Beerdigung teilnehmen werden. Da Josef genau wie Wolfgang als Offizier bei der Bundeswehr dient, ist zu erwarten, dass es ein Begräbnis mit allen militärischen Ehren geben wird. Bevor ich Wolfgang kennen lernte, hatte ich keine Berührungspunkte zur Bundeswehr, und so erklärt er mir genau den Ablauf der zu erwartenden Zeremonie. Während der feierlichen Beisetzung muss ich mich sehr zusammenreißen, um nicht einfach loszuheulen, besonders als Wolfgang sich mit militärischem Gruß am offenen Grab von seinem Freund ein letztes Mal verabschiedet.

Am Abend, als wir endlich wieder daheim sind, schauen wir uns einige alte Videofilme von Wolfgang und Josef an. So nehmen wir auf unsere Weise an diesem Abend noch einmal Abschied von einem besonderen Menschen.

Ich bin nachhaltig beeindruckt von dem Erlebten und auch traurig darüber, dass Wolfgang seinen besten Freund verloren hat. Bei unserem üblichen sonntäglichen Telefonat berichte ich Petra davon, als ich sie plötzlich am anderen Ende der Leitung leise weinen höre.

«Petra, was ist mir dir?», frage ich verstört. «Du kannst die schwarzen Sachen gleich draußen lassen, ich bin die Nächste», antwortet sie. Ich bin so überrascht, dass mir für einen Moment die Worte fehlen. «Wie kommst du denn darauf? Deine Behandlung läuft doch bisher recht erfolgreich.» – «Ja, bisher. Aber es sind neue Metastasen aufgetaucht, trotz dieser Behandlung. Ich war diese Woche wieder zur Kontrolle», sagt sie niedergeschlagen. «Ist das denn ganz sicher?», frage ich, denn ich will es nicht glauben, und irgendwie fällt mir auch nichts Besseres ein. «Ich habe die Bilder selbst gesehen. Die Metastasen sind klein. Aber sie sind da. Ich bin so verzweifelt.» Ich höre, dass sie wieder weint. In all den Monaten, seit gewiss war, dass die Krankheit zurückgekehrt ist, hat sie trotz allem immer viel Optimismus bewiesen. So wie jetzt habe ich sie noch nie erlebt. Ich weiß nicht, was ich sagen soll, und will ihr nicht mit Floskeln antworten. Irgendwo habe ich einmal gelesen, dass man als Zuhörer nicht um den heißen Brei herumreden, sondern auf die Ernsthaftigkeit dieses Moments eingehen soll. Ich gebe mein Bestes und antworte ihr nicht mit dem üblichen «Das wird schon wieder» oder «Du darfst einfach nicht aufgeben». Ich höre ihr einfach nur zu, als sie mir ihre ganze Verzweiflung am Telefon schildert. «Ich habe solche Angst vor dem Sterben», sagt sie. «Weißt du, nicht vor dem Tod, aber vor dem Sterben.» – «Das hat, glaube ich, jeder», antworte ich. «Ich habe mich mit dem Tod schon öfter mal auseinander gesetzt. Mir haben dabei die Bücher von der Kübler-Ross sehr geholfen. Kennst du die?» – «Nein. Wer soll das sein?», fragt sie dünn. «Das ist eine Forscherin, die viele Interviews mit Sterbenden geführt hat. Das nimmt einem doch ein wenig die Angst», erzähle ich ihr und fahre dann fort: «Wobei es bestimmt ein Unterschied ist, wenn man nur daran denkt, dass man irgendwann mal sterben muss, oder wenn die Gefahr so nahe kommt.» – «Danke, dass du mir zuhörst und nicht ausweichst. Ich kann mit keinem außer Karlheinz darüber reden. Alle meinen immer, sie müssten mir gut zureden. Aber ich habe Angst. Ich will darüber reden.» – «Petra, ich bin immer für dich da, egal, was kommt.»

Als ich den Hörer auflege, schießen mir die Tränen in die Augen. Es ist das erste Mal, dass ich mit jemandem über seinen eventuell bevorstehenden Tod geredet habe. Viel lieber wäre ich auch ausgewichen, aber das bin ich ihr schuldig. Sie tut mir so Leid. Es trifft immer die Falschen.

In den nächsten Tagen komme ich gar nicht mehr zum Grübeln. Trotzdem lässt mich der Gedanke an Petra nicht mehr los. Ich möchte ihr so gern helfen, aber ich weiß nicht wie.

Es ist nicht möglich, Mutter nur um ein wenig Mithilfe zu bitten oder Hilfe von ihr zu erhalten. Ich habe ihr gestern Nachmittag noch einmal genau erklärt, was wir vorhaben und wie wir vorgehen wollen. Das heißt, sie hat sich einverstanden erklärt, bereits das eine oder andere einzupacken oder auch wegzuwerfen. Nichts von alledem ist geschehen. Als ich das Wohnzimmer betrete, möchte ich vor Wut schreien. Sie hat sämtliche gestern gepackte Kartons aufgerissen und den größten Teil wieder ausgepackt. Selbst die Müllsäcke hat sie wieder ausgeleert und umsortiert. Es bleibt uns also nichts anderes übrig, als den geplanten Ablauf dementsprechend zu verändern: Alles, was aussortiert wird, muss sofort entsorgt werden. Die Kartons müssen so verstaut werden, dass sie sie nicht mehr auspacken kann – oder wir müssen sie am gleichen Tag schon mitnehmen und vorübergehend woanders deponieren. Denn Mutters zukünftige Wohnung ist ja auch noch nicht leer, wir wohnen schließlich noch drin. Erst wenn die neue Wohnung fertig renoviert ist, ziehen wir nach oben und können dann mit der Renovierung der alten beginnen. Nach Mutters Umzug müssen wir zudem die Wohnung renovieren, in der sie im Augenblick noch wohnt und, und, und ...

Jetzt, wo wir Mutters Möbel teilweise auseinander nehmen, wird das ganze Ausmaß ihrer Erkrankung erst ersichtlich. Wie lange ist hier nicht mehr richtig gereinigt worden? Zum Beispiel der Herd. Nach außen hin ist er in respektablem Zustand, doch beim Öffnen des Backofens haut es mich um. Meine Mutter war immer so penibel. Sie hat immer größten Wert auf Sauberkeit und Ordnung gelegt. Aber der Blick in den geöffneten Ofen lässt mich schier verzweifeln. Alles klebt. Was uns in den Schränken erwartet, unterscheidet sich nicht wesentlich von dem, was wir in der Küche erlebt haben. Es findet sich nicht eine Tischdecke im Schrank, die sauber ist. In den Schubladen herrscht ein Durcheinander von Kontoauszügen, Servietten, Schmuck, Kerzen, Seife usw. Sie können nicht geleert und sortiert werden, das würde viel zu viel Zeit in Anspruch nehmen. Wir verpacken sie so, wie sie sind. Mein Bruder hat Jahre zuvor einmal die Bemerkung gemacht:

«Wenn wir hier einmal ausräumen müssen... Ich denke schon mit Schaudern daran.» Wie Recht er damit einmal haben sollte, war mir damals nicht bewusst. Wie oft muss ich in dieser Zeit an seine Worte denken! Oberflächlich betrachtet hält alles einen kurzen Augenblick dem Betrachten stand. Aber bei näherem Hinschauen bricht die gesamte Fassade zusammen. Genau wie bei meiner Mutter.

Plötzlich habe ich einmal mehr ein Bild von meinem Elternhaus vor Augen. Wie ordentlich und gemütlich war es dort. Blind konnte man in eine Schublade greifen und fand darin auch das, was man suchte. Wieder spüre ich einen leichten Schmerz bei dieser Erinnerung. Was ist nur davon übrig geblieben?

Die besondere Belastung besteht darin, dass es sich um keinen normalen Umzug handelt, der schon anstrengend genug ist. Bereits zu diesem Zeitpunkt sind wir mehr oder weniger gezwungen, das Ruder gegen den Widerstand von Mutter in die Hand zu nehmen. Heute stimmt sie dem Umzug zu, morgen weiß sie bereits nichts mehr davon und ist von dem «Chaos», das wir verbreiten, sichtlich geschockt. Es ist ein einziger Kraftakt. Auch fühlen wir uns alle in dieser eigenartigen Situation nicht wohl. Es ist gar nicht recht zu beschreiben, einerseits bin ich froh, dass sie zu uns ins Haus zieht, andererseits spüre ich auch ein großes Unbehagen. Zwischenzeitlich habe ich den Eindruck, als wäre ich gar nicht mehr anwesend und das ganze Geschehen würde einfach nur an mir vorbeilaufen. In dieser ganzen Zeit kümmert sich niemand darum, ob und wie wir dieses Abenteuer kräfte- und zeitmäßig geregelt bekommen.

Ich kann mich an einen Nachmittag erinnern, als Jennifer und ich schon zu Mutters Wohnung vorgefahren sind. Der Kofferraum ist wieder einmal voll mit leeren Kartons. Beim Rückwärtseinparken fahre ich gegen einen Baum. Es ist weiter nichts passiert. Aber in meiner über 20-jährigen Fahrpraxis ist es das erste Mal. Wenn ich jetzt auch nur im Ansatz ahnen würde, wie sich die nächsten Monate entwickeln, führe ich sicherlich, anstatt einzuparken, schnurstracks wieder nach Hause.

Der Tag von Mutters Umzug ist gekommen. Wolfgang, Jennifer und ich sind tatsächlich mit fast allem fertig geworden. Wir sind ja ursprünglich davon ausgegangen, Mutter an diesem Umzug so weit es geht teilhaben zu lassen, damit sie nicht plötzlich von dieser doch recht massiven Veränderung überrollt wird. Aus diesem Grund haben wir uns auch entschlossen, den größten Teil selbst zu machen. Gott sei Dank haben sich einige unserer Freunde bereit erklärt, uns zu helfen. Doch das Unternehmen gestaltet sich schwieriger als erwartet.

Eines unserer Probleme besteht darin, dass meine Mutter sehr aggressiv reagiert und teilweise mit den Fäusten auf uns losgeht. Sie lässt sich durch nichts und niemanden beruhigen. Wie soll sie auch. Sie versteht ja überhaupt nichts von dem, was da passiert. Es fällt mir immer wieder schwer, das zu akzeptieren, denn zwischenzeitlich habe ich durchaus den Eindruck, dass sie dem jetzt stattfindenden Ablauf folgen kann.

Mit Rücksicht auf Petras Gesundheitszustand haben wir die angebotene Hilfe meines Bruders immer wieder abgelehnt. Doch jetzt wäre ich froh, wenn er hier wäre. Ich habe Angst, dass die Situation eskalieren könnte. Unsere Freunde wissen nicht recht, wie sie sich verhalten sollen. Mutter beschimpft sie mittlerweile heftig, und meine Versuche, sie zu beruhigen oder sie mit anderen Dingen abzulenken, scheitern bereits im Ansatz. Nach kurzer Überlegung hat einer von uns die glorreiche Idee, jemanden zu suchen, der sich um Mutter kümmern könnte. So gut kenne ich jedoch ihre Nachbarschaft und ihre Freunde nicht, als dass ich da jetzt einfach anrufen würde. Mir ist die ganze Situation äußerst unangenehm.

In meiner Not bitte ich eine entfernte Verwandte, sie für einige Tage zu sich zu nehmen. Diese erklärt sich bereit, sie für vier Tage abzuholen. Wir alle sind sehr erleichtert, als Mutter uns nicht mehr an der Arbeit hindert. Es tut mir so Leid, dass sie wieder nicht verstanden hat, dass wir ihr nichts Böses wollen.

Obwohl wir schon sehr viel Vorarbeit geleistet haben, gibt es noch reichlich zu tun. Außer der Küche, die wir bereits in den letzten Tagen abgebaut hatten, sind keine weiteren Möbelstücke transportfähig. Das heißt, wir müssen abbauen, verpacken, verladen und nach Köln transportieren. Dort sollen die Möbel direkt an Ort und Stelle aufgestellt und möglichst bereits am nächsten Tag wieder eingeräumt werden. Wir können von Glück reden, dass wir viele helfende Hände zur Verfügung haben, sonst wäre dieses Unternehmen bereits am ersten Tag gescheitert. Insgeheim bedauern wir schon, dass wir nicht doch einen Unternehmer beauftragt haben, jetzt wo Mutter sowieso nicht mehr dabei ist. Ich ärgere mich mal wieder darüber, dass ich vor lauter Rücksicht auf sie meine und unsere eigenen Belange hintangestellt habe.

Wir arbeiten alle fast den gesamten Tag ohne größere Pause. Eine Mannschaft arbeitet in der alten Wohnung, während die andere in der neuen bereits die Möbel zusammenbaut und aufstellt.

Beim Ausräumen des CD-Ständers fällt mir die CD von Frank Sinatra noch originalverpackt in die Finger. Sie hat sie sich vor vielen Jahren angeblich so sehr gewünscht, und ich habe mir die Hacken abgelaufen, um diese limitierte CD für sie zu finden. Sie hat sie noch nicht einmal gehört. Und gleich fallen mir wieder alte Begebenheiten ein, die ich längst vergessen glaubte. Mit welchem Stolz hatte ich gespart und mit welchem Elan in der Schule gebastelt, um ihr eine Freude zu machen. Ich hatte oft den Eindruck, dass es ihr nicht wichtig war, was ich ihr schenkte. Aber vielleicht ist das auch nur meine Sicht der

Dinge gewesen. Man sollte die Vergangenheit lassen, wo sie ist. Fehler machen wir ja schließlich alle. Es ärgert mich jetzt richtig, dass mir diese alten Geschichten wieder eingefallen sind. Neben einem kleinen Schrank finde ich eine selbst gebastelte «Putzpuppe». Ich erinnere mich daran, dass Mutter einer Bekannten beim Einzug in ihre neue Wohnung solch eine Puppe geschenkt hatte. Sie besteht aus einem Besen, an dessen oberem Ende ein Kehrblech mit der Unterseite nach vorn angebunden ist. Darauf ist ein Gesicht gemalt. Ein Wischmopp bildet die Haare, ein Staubtuch ist zum Kopftuch gebunden. Der Putzlappen ist die Schürze, Handbesen und Staubwedel sind die Arme, die in Gummihandschuhen stecken. An der einen Hand hängt ein Putzeimer, in dem sich diverse Reinigungsmittel befinden.

Meine Mutter besaß eine ausgeprägte kreative Ader, und das gefiel mir immer schon sehr an ihr. Es war ihr nie zu mühsam, ihre außergewöhnlichen und originellen Ideen auch in die Tat umzusetzen, mochte es auch noch so aufwendig sein.

Und so war sie auch immer ein beliebter Gast, denn sie hatte entweder ein außergewöhnliches Gastgeschenk dabei oder las eines ihrer selbst verfassten lustigen, dem Anlass entsprechenden Gedichte vor. Sie sorgte auf jeden Fall immer für eine gute Stimmung bei ihren Freunden und im näheren Bekanntenkreis. Manche ihrer Ideen waren vielleicht ein wenig gewöhnungsbedürftig, der Erfolg war ihr jedoch immer sicher.

Langsam ist ein Ende abzusehen, und ich hoffe, dass die restlichen Teile, die sich jetzt noch in der Wohnung befinden, innerhalb der nächsten halben Stunde auch weggeräumt sind. Gedankenverloren und ziemlich erschöpft öffne ich die Tür zum Abstellraum – und stehe vor einer Wand. Keiner von uns hat während des Trubels daran gedacht, dass sich in diesem Raum auch noch tausend Kleinigkeiten befinden könnten, die alle sortiert, verpackt oder entsorgt werden müssen. Der Raum ist so voll, dass erst einmal Platz geschaffen werden muss, um ihn überhaupt betreten zu können. Ich spüre, wie meine Hände ganz feucht werden und mein Puls sich beschleunigt. Als Wolfgang im Türrahmen erscheint, sieht er mit Verwunderung mein entsetztes Gesicht. Als ich ihm die Ursache zeige, sieht er nicht viel anders aus. Ich kann nicht mehr. Ich bin nach den Ereignissen der letzten Wochen einfach körperlich fertig.

Wenn ich in diesem Moment auch nur ahnen könnte, was in den kommenden Monaten noch auf mich zukommen sollte, wäre ich sicherlich froh, wenn das das einzige Problem bleiben würde.

Wir beschließen, mit der Abstellkammer nicht weiterzumachen, denn wir müssen zu Hause ja noch den LKW ausladen und alles, was nicht mit in die Wohnung soll, im Keller unterbringen. Keller! Den haben wir uns ja noch gar nicht angesehen. Wie konnte das denn passieren? Wir haben doch alles so genau geplant, und jetzt scheint überhaupt nichts mehr zu funktionieren.

Beim Verlassen des Hauses entschließen wir uns, zumindest einen kurzen Blick in den Keller zu werfen. Als Wolfgang den Raum aufschließt, weiß ich nicht recht, ob ich lachen oder heulen soll. Mein Gesichtsausdruck ist in diesem Moment wahrscheinlich so komisch, dass nun Wolfgang trotz allem laut loslacht. Ich schließe mich ihm an, obwohl mir eigentlich danach gar nicht mehr zumute ist: Auch hier ist zu wenig Platz, um sich einmal um die eigene Achse zu drehen.

Außer einem Kleiderschrank und einer alten, großen Holztruhe steht auch noch eine Reihe von Regalen an der Wand. Auf und neben der Holztruhe stapeln sich jede Menge Kartons. Alles in allem herrscht hier aber die Ordnung, die ich von meiner Mutter immer gewohnt war.

Wie nicht anders zu erwarten, ist der Kleiderschrank voll. Aber ganz im Gegensatz zu den Schränken aus ihrer Wohnung ist hier alles fein säuberlich in Folie verpackt und ordentlich aufgehängt bzw. gestapelt. Es muss schon einige Jahre her sein, dass hier jemand dran war. Zum einen wegen der Ordnung, die hier herrscht, zum anderen sind die im Schrank befindlichen Kleidungsstücke längst nicht mehr modern. Ich bin richtiggehend erschüttert bei diesem Gedanken. Es hat sich hier direkt vor unseren Augen eine Tragödie abgespielt, und keiner von uns hat es bemerkt! Beim Anblick von Mutters Langlaufskiern muss ich daran denken, wie sie diese und die dazugehörige Ausrüstung seinerzeit angeschafft hat. Vor zwanzig Jahren machte sie fast jede Sportart mit, die gerade en vogue war. Völlig ungewöhnlich für sie. Sie hatte uns zwar immer erzählt, dass sie in ihrer Jugend gern und viel Sport getrieben habe, aber während meiner Kindheit oder auch später habe ich eigentlich immer nur erlebt, dass sie ab und an mal schwimmen ging.

Wollte sie durch die vielen sportlichen Aktivitäten nur den Alterungsprozess aufhalten? Oder war sie damals schon krank und versuchte instinktiv, sich dagegen zu wehren? Vielleicht stimmt die Theorie der Fachleute ja doch, dass die Krankheit bereits zwanzig bis dreißig Jahre vor ihrem eigentlichen Ausbruch beginnt.

Sie schaffte sich damals einen Hometrainer an, auf dem sie jeden Morgen kräftig in die Pedale trat, und nahm sogar an einem sehr modernen Aerobic-Kurs teil. Ich war jedenfalls nachhaltig beeindruckt, dass sie in ihrem Alter noch damit anfing, sich für Sport zu begeistern, während andere ihrer Altersgenossen immer träger wurden. Aber sie hob sich ja immer aus der Masse ab, und in diesem Falle gefiel mir das auch sehr. Ich komme mir vor, als hätte ich eine Zeitreise gemacht. Eine Reise zurück in die Zeit, als Mutter noch gesund war. Ich sehe sie genau vor mir, wie sie die Sachen verpackt hat, um sie im nächsten Winter wieder hervorzuholen. Warum nur hat sie die alten Persianermäntel überhaupt verpackt? Die hat sie schon viele Jahre nicht mehr getragen. Sie hatte zwischenzeitlich auch einen ganz anderen Stil. Wann ist das gewesen? Hat sie zu diesem Zeitpunkt schon etwas geahnt von dem, was auf sie zukommt? Ab wann hat sie gespürt, dass sie mehr und mehr die Kontrolle über ihr eigenes Leben verliert, ohne zu wissen, was dagegen zu tun ist? Die aufkommenden Tränen brennen heiß in den Augen. Ich weiß, wenn ich ihnen jetzt freien Lauf lasse, höre ich so schnell nicht wieder auf. Zu viele Eindrücke hat es in den letzten Wochen gegeben, die ich nicht verarbeitet habe, weil keine Zeit dazu war. Und die mittlerweile auftretende Erschöpfung ist auch kein gutes Mittel, um die aufkommenden Gefühle unter Kontrolle zu halten.

Wolfgang merkt sofort, was in mir vorgeht. «Komm, lass uns nach Hause fahren. Das hier können wir auch noch in den nächsten Tagen in Angriff nehmen. Es ist genug für heute», sagt er sanft und zieht mich mit Nachdruck aus dem Raum.

Ich stehe im Kellerflur, während Wolfgang die Tür hinter uns abschließt. Als er mich ansieht, ist es mit meiner krampfhaft bewahrten Fassung vorbei, und ich heule einfach drauflos. Zu heftig ist der Schmerz in mir über das Erfassen der tatsächlichen Tragödie. Wolfgang nimmt mich wortlos in den Arm und hält mich fest. Er versteht, ohne zu fragen. Und das tröstet mich sehr in meinem Kummer.

Als ich mich ein wenig beruhigt habe, fahren wir endlich nach Hause. Ich bin froh, als wir in unseren eigenen vier Wänden ankommen und die Traurigkeit ein wenig von mir abfallen kann.

In den nächsten beiden Tagen sind wir noch vollauf damit beschäftigt, den Abstellraum und den Keller leer zu räumen. Da die meisten Gegenstände, die wir in der Abstellkammer vorgefunden haben, defekt sind, bringen wir sie auch gleich auf den Sperrmüll. Die gefundenen Skier, den Hometrainer, eine funktionstüchtige, jedoch mittlerweile unmoderne Stehlampe sowie Polsterauflagen eines längst nicht mehr vorhandenen Sofas stellen wir gleich auch noch dazu.

In den Regalen im Keller befinden sich jede Menge angebrochener Dosen mit Farben und Lacken. Sie sind zwar wieder ordentlich verschlossen worden, aber dennoch nicht mehr zu gebrauchen. Zwei volle Kartons entsorgen wir bei der Sondermüll-Deponie. Den Inhalt des Kleiderschrankes nehmen wir nach genauerer Betrachtung auch gleich mit. Die Persianermäntel «leben» bereits, und die mittlerweile unmoderne Kleidung hat trotz Mottenschutz andere «Interessenten» gefunden. Wir sind froh, als wir die Räumaktion endlich hinter uns haben.

Pünktlich zum vereinbarten Termin der Wohnungsübergabe haben wir es gerade noch geschafft, die letzten Gardinen abzunehmen, einige Kleinteile ins Auto zu räumen, die Auslegeware zu saugen und die restlichen Böden zu putzen. Es ist geschafft, und wir sind es auch. Der Wohnungsverwalter fertigt noch das Protokoll an, und mit unserer Unterschrift schließen wir ein weiteres Kapitel für immer ab.

Viel Zeit zum Durchatmen bleibt uns jedoch nicht. Wir haben eigentlich vor, in den nächsten beiden Tagen und bevor Mutter kommt, den größten Teil der Kartons auszusortieren und dann gleich in die Schränke einzuräumen. Ein Teil der Bilder soll aufgehängt und der Balkon noch bepflanzt werden, damit sie sich auch gleich richtig wohl fühlt. Wir haben ihr noch eine zusätzliche Markise anfertigen lassen, die auf dem großen, hell gefliesten Balkon eine herrliche Atmosphäre zaubert. Es ist bereits Frühsommer, und ich bin mir sicher, dass sie den Blick auf die grünen Bäume ganz besonders genießen wird.

Mitten in diese Vorbereitungen hinein erreicht uns der Anruf der entfernten Verwandten, dass sie einen Termin übersehen habe und Mutter nun doch früher zu uns bringen müsse. Außerdem sei Mutter auffallend unruhig, und sie wisse gar nicht, wie sie damit umgehen solle. Auf einen Tag früher oder später komme es doch sicherlich nicht an.

Und wie es darauf ankommt! Wir kriegen die Kurve vorne wie hinten nicht mehr. Zu viele unvorhersehbare Ereignisse haben unsere ursprünglichen Pläne über den Haufen geworfen. Einmal haben wir um Hilfe gebeten, in der Hoffnung auf ein wenig Unterstützung. Aber das ist jetzt bereits zu viel. Was wir zu diesem Zeitpunkt nicht wissen: Wir werden auch in Zukunft keinerlei Hilfe oder Unterstützung aus Mutters früherem Umfeld bekommen. Nur dumme Ratschläge.

Ich bin sehr verärgert über dieses Verhalten. Aber mir bleibt natürlich nichts anderes übrig, als gute Miene zum bösen Spiel zu machen. Was soll ich auch sagen? Dass wir Mutter noch nicht gebrauchen können, weil wir noch nicht fertig sind? Sie hätte sowieso kein Verständnis dafür. Das ist deutlich aus ihrem Unterton herauszuhören, als sie mich fragt: «Ja, hat der Wolfgang denn keinen Urlaub für den Umzug genommen?» Ich mag nicht sinnlos diskutieren, und so vereinbare ich mit ihr, dass sie Mutter am nächsten Tag bereits mittags zu uns bringt. Ich kann froh sein, dass wir sie nicht auch noch abholen müssen.

Nun ist es uns natürlich nicht mehr möglich, alle Kartons auszusortieren und den verbleibenden Rest in die entsprechenden Schränke einzuräumen. Die komplett eingepackten Schubladen können wir auch nicht näher inspizieren und schieben sie einfach so, wie sie sind, an ihre Plätze zurück. Mehr ist jetzt eben nicht mehr möglich. Die Wohnung sieht auch so richtig schön, sauber und gemütlich aus.

Am nächsten Tag, pünktlich mittags um zwölf, steht Mutter mit ihrer Begleitung vor der Tür ihres neuen Zuhauses. Obwohl die Verwandte ja eigentlich gar keine Zeit hat, schreitet sie in aller Ruhe die Wohnung ab, um sich alles im Detail anzusehen, und vergisst nicht, darauf hinzuweisen, dass an der Wand neben dem Sekretär früher immer die kleinen Bilder mit den Scherenschnitten gehangen haben, über dem großen, antiken

Büfett die alten Wandteller und dass auch in der Essecke noch verschiedene Details fehlen würden. Wolfgang hört gar nicht zu und widmet sich weiterhin seiner Arbeit. Als sie mich dann auch noch in leisem Ton vertraulich darauf hinweist, dass die Zeit mit Mutter sehr, sehr anstrengend gewesen sei und dass da ganz schön was auf uns zukomme, habe ich das dringende Verlangen, ihr den Hals umzudrehen. Gott sei Dank verabschiedet sie sich bald, weil ihr Mann auf sie wartet und sie ja schließlich auch noch einen Termin hat.

«Wenn deine Mutter sich hier richtig eingelebt hat, kommen wir mal zum Kaffee», sagt sie noch im Hinausgehen. Habe ich da eben richtig gehört? Ich bin froh, als sie endlich weg ist. Und in diesem Moment beginnt ein neues Kapitel in unserem Leben.

Kapitel 4 – Zwischen Hoffnung und Verzweiflung

Mutter sieht sich interessiert im Wohnzimmer um. Ich gehe auf sie zu, und sie fällt mir freudig um den Hals mit den Worten: «Ich hatte schon solche Angst.» – «Wovor hattest du denn Angst?», frage ich sie. «So halt», ist ihre kurze Antwort, was immer das zu bedeuten hat. «Aber jetzt ist doch alles gut, und ich freue mich so, dass es dir gefällt», antworte ich. Mir fällt ein Stein vom Herzen. In diesem Moment bin ich mir sicher, die richtige Entscheidung getroffen zu haben, und davon überzeugt, dass wir einer schönen Zeit entgegengehen. Wie stark die Belastung als pflegende Angehörige tatsächlich sein wird, ahne ich noch nicht, Gott sei Dank.

Zu diesem Zeitpunkt sind noch Gespräche mit ihr möglich. Wenn auch nicht sehr tiefsinnig, aber immerhin.

Die ersten Wochen in ihrem neuen Zuhause scheint sie auch wirklich zu genießen. Vielleicht ist sie ja auch der Annahme, sie würde sich vorübergehend im Urlaub befinden. Sie ist freundlich und macht einen ausgeglichenen Eindruck. Die verordneten Medikamente scheinen auch ihren Teil dazu beizutragen. Irgendwie habe ich das Gefühl, die Krankheit ist zum Stillstand gekommen. Mit dem jetzigen Zustand könnte ich mich arrangieren. Und doch gleitet sie unaufhaltsam heraus aus unserer Realität, hinein in eine ganz eigene Welt. Ganz weit weg von uns. Ihre Defizite werden jetzt durch den täglichen engen Kontakt immer deutlicher sichtbar.

Eines Nachmittags komme ich in ihre Wohnung und kann hören, dass sie im Schlafzimmer ist. Auf mein Rufen antwortet sie jedoch nicht. Durch die geöffnete Tür kann ich sehen, dass sie angestrengt damit beschäftigt ist, ihren Kleiderschrank auszuräumen. Einige frischgebügelte Blusen hat sie vom Bügel abgenommen, zusammengerollt und ganz fest um den Haken gewickelt. Und damit auch alles gut zusammenhält, auch noch einen Knoten hineingemacht. Ich sehe mich im Zimmer um, und mir bleibt fast die Luft weg: Sämtliche Schubladen sind geöffnet und größtenteils ausgeräumt. Einen Großteil ihrer Pullover hat sie auf dem Bett verstreut, einige Kleidungsstücke zusammengefaltet und unter ihr Kopfkissen gelegt. Der Schuhschrank ist komplett leer. Alle Schuhe sind auf dem Fußboden in einer Reihe aufgestellt. Mutter nimmt mich überhaupt nicht wahr und summt vor sich hin. So verlasse ich leise das Schlafzimmer und bin einmal mehr ratlos. Wozu habe ich das alles gewaschen und gebügelt? Dabei bin ich noch nicht einmal fertig geworden. Es ist beim Umzug ja kaum ein Kleidungsstück noch richtig sauber gewesen. Ich wollte ihr mit dem ordentlichen und sauberen Inhalt ihres Schrankes doch eine Freude machen: Alles sollte wieder so sein, wie sie es früher selbst immer gemacht hat. In den kommenden Wochen werde ich allerdings noch lernen, dass mein Maßstab längst keine Gültigkeit mehr hat. Das Ausräumen des Kleiderschrankes wird für Mutter immer wichtiger werden, und ich muss lernen, damit umzugehen.

Ich bin jeden Tag froh, wenn mir irgendeine Beschäftigung für meine Mutter einfällt. Immer mehr habe ich das Gefühl, dass sie alleine mit nichts mehr irgendetwas anfangen kann, außer den Schrank auszuräumen. Um ihr ein wenig zusätzliche Abwechslung zu bieten, gehe ich dazu über, ihr nachmittags oder manchmal auch abends ganz gezielt bestimmte Fernsehsendungen auszusuchen. Ich habe häufig den Eindruck, dass das, was sie da sieht, für sie Realität ist. Zu keiner Zeit kannte ich mich besser aus im Fernsehprogramm als jetzt. Wenn sie alte Schwarzweißfilme sieht, aus den 30er oder 40er Jahren, mit den damaligen Filmstars wie Heinz Rühmann, Hans Albers, Grete Weiser oder Hans Moser, ist sie ganz außer sich vor Freude. Sie ist richtig aufgeregt und erzählt mir, wie sie mit ihren Eltern ins Kino gegangen ist und welches Ereignis das damals war. Nicht so wie heute, wo es zu jeder Zeit alles gibt. Und wie sie geschwärmt hat für Wolf Albach Retty und Rudolf Prack! Wenn man sie so erzählen hört, hat man den Eindruck, einem schwärmenden Teenager gegenüberzusitzen. Für einen Moment ist nichts von der unheilvollen Diagnose zu spüren. Sie beschreibt, wie verrucht Zarah Leander war und wie gern sie deren Musik gehört hat und trällert gleich mit, als ich die Melodie «Der Wind hat mir ein Lied erzählt» anstimme. Sie kennt sogar noch Textpassagen daraus. Sie reißt mich richtig mit, und ich freue mich über ein kleines Stück Normalität – doch mal wieder zu früh. Denn kurze Zeit später steht sie auf und verlässt wortlos das Wohnzimmer. Der Film scheint nicht mehr interessant zu sein, die Erzählung von eben ist ohne bleibenden Eindruck vergangen. Ich fühle mich wie vor den Kopf gestoßen. Warum macht sie das? Nach einem kurzen Moment des Erstaunens gehe ich ihr hinterher. Sie steht in sich versunken am Küchenfenster und schaut in die Ferne. So verloren wirkt sie. Schaut sie wirklich in die Ferne, oder sucht sie ihr eigenes Leben, das mehr und mehr aus ihrer Erinnerung verschwindet? Was mag in ihr vorgehen? Hat sie Angst, ist sie traurig, oder geht es ihr trotzdem gut?

Wieder einer dieser Momente, in denen ich kurz glaubte, die Krankheit sei zum Stillstand gekommen bzw. der Spuk sei vorbei. Ich fühlte mich zurückversetzt in gesunde Zeiten. Vorübergehend. Nach solchen Momenten ist die Enttäuschung besonders groß. Immer wieder versuche ich, ein normales Leben mit ihr zu führen, und bin bemüht, sie in alltägliche Gewohnheiten mit einzubeziehen. Ich versuche auf meine Weise, die Krankheit für diese Momente einfach auszublenden und ein Mindestmaß an Stabilität und Routine zu entwickeln. Jeder Tag bedeutet eine neue Herausforderung an meine eigene Kreativität. Wenn ich morgens aufstehe, weiß ich nicht annähernd, was mich erwartet oder wie ich damit umgehen soll.

Wenn wenigstens ab und zu verbale Unterstützung, ein paar gute, aufmunternde Worte aus ihrem früheren Umfeld kämen. Vor allem von jenen Personen, die bei meiner Mutter ein- und ausgingen und keine ihrer Einladungen verschmähten. Genau die haben sich während ihrer Krankheit von ihr distanziert. Aus den unterschiedlichsten Gründen, wie sie behaupten: Die einen regt es zu sehr auf, sie so zu sehen, die anderen möchten sich nicht mit einer solch schrecklichen Krankheit auseinander setzen, die Nächsten wollen sie so in Erinnerung behalten, wie sie einmal war und so weiter. Was ist bitte schön mit mir? *Ich* muss es aushalten, ihren Verfall zu sehen. Mich ärgern diese halbjährlichen Anrufe von Mutters früheren Freunden und Bekannten maßlos. Wie es Mutter denn ginge. Was soll diese Frage? Ein einziger Besuch bei ihr würde die Anrufe überflüssig machen.

Es fällt mir unendlich schwer, mich an die Veränderungen meiner Mutter zu gewöhnen und sie anzunehmen. Die Konflikte aus unserer gemeinsamen Vergangenheit machen die Pflege und den Umgang mit ihr auch nicht leichter. Ich muss lernen, die Krankheit zu verstehen und zu unterscheiden zwischen dem Gewesenen und dem Jetzt. Jetzt ist sie krank. So habe ich mir das ganz sicher nicht vorgestellt. Ich komme mir vor, als würde ich Quecksilberkügelchen hinterherlaufen. Immer wenn ich eines erreicht habe und es anfasse, um es aufzuheben, zerteilt es sich in viele weitere kleine Kügelchen. Diese Ohnmacht auszuhalten, ist das Schwierigste überhaupt. Würde es mir leichter fallen, wenn man ihr die Krankheit äußerlich ansehen würde? Zeitweise erinnert mich das Zusammensein mit ihr an den Hofstaat einer Diva. Ich habe einmal einen alten amerikanischen Spielfilm gesehen, in dem eine Filmdiva ihre Umgebung tyrannisiert und ihr mit ihren stetig wechselnden Launen das Leben schwer macht. Alle sind bemüht, es ihr recht zu machen. Doch selten gelingt es – so wie bei Mutter. Ich habe so die Nase voll davon. Warum erkennt sie meine Bemühungen denn nicht an? Bemerkt sie sie denn nicht? Es gibt doch außer ihr noch mehr! Sie ist doch nicht der Nabel der Welt. Jedenfalls nicht für mich. Viel lieber möchte ich mich endlich auf mein eigenes Leben konzentrieren. Ich will mich ja um sie kümmern, aber doch nicht ausschließlich und nur um sie! Ich hätte so viel zu tun, denn schließlich hatten wir zu Mutters Einzug gerade mal eine Woche Zeit, uns in *unserem* neuen Heim zurechtzufinden. Selbstverständlich stand die Organisation einschließlich Renovierung und Umzug von Mutters Wohnung an erster Stelle. Wieso eigentlich? Weil es immer schon so war, oder weil ich es mal wieder für sie perfekt machen will? Wer weiß.

Aber alle Grübeleien helfen ja nichts. Wie heißt es doch: Wer A sagt, muss auch B sagen. Das kann sich nur einer ausgedacht haben, der keinen Alzheimer-Patienten zu Hause hat – denn unser eigenes Leben beginnt immer mehr eine untergeordnete Rolle zu spielen. Alles dreht sich nur noch um Mutter: Ich mache mir ständig Gedanken um ihr Wohlbefinden und vor allem auch über den Ursprung ihrer Erkrankung. In einem Vortrag hatte ich von der Vermutung gehört, dass traumatische Erlebnisse, Entbehrung und Stress ein Auslöser für Alzheimer sein könnten. Liegt die Ursache der Krankheit bereits in Mutters Jugend?

 In den Abendstunden des 13. Februar 1945, mein Großvater befand sich zu dieser Zeit im Krieg, erhielten meine Großmutter und meine Mutter, damals 17 Jahre alt, die Nachricht vom

Bürgermeister, dass die russischen Truppen nicht mehr weit entfernt waren. Er empfahl ihnen, das Nötigste zusammenzupacken und am nächsten Morgen ihr Zuhause zu verlassen. Die mit im Haus lebende Schwiegermutter verstarb in der kommenden Nacht und wurde am frühen Morgen noch auf dem Kinderschlitten durch den hohen Schnee zum Friedhof gebracht. Dort wurde sie vom Pfarrer gesegnet, aber wegen des tiefgefrorenen Bodens gar nicht mehr beerdigt. Zu Hause hatten Mutter und Tochter Koffer und Rucksack gepackt und machten sich mit einem Fahrrad auf den Weg durch den hohen Schnee und die eisige Kälte. Großmutter erzählte mir später immer wieder davon, wie nah die Schüsse schon zu hören waren. Wie viel Angst werden sie wohl gehabt haben, bis sie Monate später nach einer langen Reise endlich hier in Köln angelangt sind? Wie mag das für ein junges Mädchen gewesen sein, das als behütetes Einzelkind wohlhabender Eltern in einem wunderschönen Zuhause aufgewachsen war und nun plötzlich als Flüchtling beschimpft wurde? Wie viele Spuren haben diese schrecklichen Erlebnisse auf ihrer Seele hinterlassen? Ist dieses Trauma ein Grund ihrer heutigen Erkrankung?

Trotz der großen Belastung durch Renovierungsarbeiten, Doppelumzug und die Sorge um Mutter freuen Wolfgang und ich uns auf eine gemeinsame Zukunft. Wir haben uns vorgenommen, unseren gemeinsamen Interessen wie kreativen Hobbys intensiver nachzugehen. Der Jahreszeit entsprechend die Wohnung zu dekorieren, Feste zu planen, Freunde einzuladen – all das sollte nun mit diesem Neuanfang verstärkt möglich sein. Wir lieben es beide auch, zu kochen und mit neuen Rezepten zu experimentieren, interessieren uns für das alte Heilkräuterwissen und die traditionellen Konservierungsmethoden; von unseren Reisen haben wir immer wieder das eine oder andere Küchenutensil dafür mitgebracht. Wolfgang hat zu unser aller Freude vor einiger Zeit die Zubereitung von Sushi für sich entdeckt. So war es natürlich klar, dass wir für unser neues Zuhause eine entsprechende Küche planten, die unsere Vorlieben mitberücksichtigt und genau auf unsere Bedürfnisse abgestimmt ist.

Die Freude am Sport verbindet Wolfgang und mich ebenfalls: Bisher gingen wir zwei- bis dreimal pro Woche alle zusammen abends zum Schwimmen, Joggen oder Fahrradfahren. Und am Wochenende haben wir bei schönem Wetter immer gerne längere Fahrradtouren unternommen. Diese Ausflüge bedeuteten uns beiden sehr viel. Bei schlechtem Wetter fuhren wir in die Kölner Innenstadt und durchstöberten diverse Buchhandlungen und Antiquitätenläden.

Doch jetzt, als wir langsam zur Ruhe kommen, merken wir, dass sich durch unsere Entscheidung, Mutter zu uns zu holen, mehr in unserem Leben verändert, als wir auch nur annähernd erahnen konnten. Wolfgang, Jennifer und ich beginnen unser neues gemeinsames Leben mit einer großen Bürde: Einer von uns muss immer in Mutters Nähe bleiben. Jennifer kommt auf die Idee, Mutter doch einfach mitzunehmen, wenn wir unterwegs sind. Sie sei doch, erinnert sie uns, immer sehr wasserbegeistert gewesen und ist auch bis vor kurzem noch gern ins Hallenbad gegangen. Wir könnten doch einfach mit ihr zusammen zum Schwimmen gehen. Unsere anfängliche Begeisterung über Jennifers Vorschlag schwindet sehr schnell, als wir länger über dessen Umsetzung nachdenken. Anziehen, ausziehen, wieder anziehen. Was, wenn Mutter nicht «dicht» ist oder nicht früh genug Bescheid geben würde, wenn sie auf die Toilette muss? Was, wenn sie auf dem nassen Boden ausrutscht? Wir haben nicht den Mut, es auszuprobieren. So fallen unsere gemeinsamen sportlichen Aktivitäten immer häufiger aus, bis sie irgendwann gar nicht mehr stattfinden.

Immer mehr liebgewonnene Hobbys fallen nach und nach

der Pflege zum Opfer. Hobbys, die bis dato fester Bestandteil unseres Alltags waren, die schlichtweg zu unserer Lebenseinstellung gehörten und uns viel Freude und Entspannung brachten.

Nie hätten wir uns vorstellen können, dass Mutter nach und nach einfachste Fähigkeiten verlieren, «verlernen» würde. Frau Klein, die Gutachterin vom Medizinischen Dienst, hatte mich damals zwar darauf hingewiesen, aber erst im praktischen Alltag habe ich begriffen, was es bedeutet, wenn Mutter sich zum Beispiel nicht mehr selbst waschen kann. Gerade die tägliche Körperpflege wird zu einem unserer Hauptprobleme. Scham ihrerseits und meine Unsicherheit, wie ich mit der Situation umgehen soll, erschweren die Situation zusätzlich. In der Generation meiner Mutter ist es nicht üblich, sich seinen Kindern nackt zu zeigen. Aber wie soll ich ihr dann beim Waschen behilflich sein? Für mich ist das auch nicht einfach, denn auch ich bin es nicht gewohnt, meine Mutter nackt zu sehen. Aber allmählich gelingt es mir, die Situation so zu gestalten, als wenn es immer schon so gewesen wäre. Hin und wieder reagiert Mutter trotzdem sehr aggressiv. Ich breche dann das Unternehmen ab und verschiebe es auf einen späteren Zeitpunkt, damit die Stimmung nicht eskaliert.

Mutters immer größer werdendes Unvermögen, ihren Alltag zu gestalten, zeigt sich in vielen weiteren Dingen: Als ich eines Morgens in ihrer kleinen Küche stehe, um das wenige Geschirr vom Frühstück abzuwaschen, kommt sie zur Tür herein und sagt: «Komm, ich kann dir doch helfen.» Ich freue mich darüber und bin wieder einmal voller Hoffnung, dass wir der Krankheit doch Einhalt gebieten können. Ich drücke Mutter also das Geschirrtuch in die Hand, doch statt Teller und Tassen abzutrocknen, faltet sie es sorgfältig zusammen und sieht mich lächelnd an. Sie hat vergessen, dass sie mir helfen wollte.

Des Öfteren benutzt sie nun auch die Toilette, ohne den Deckel aufzunehmen. Und wenn sie das WC richtig benutzt hat, zieht sie immer öfter nicht mehr ab. Als ich sie darauf anspreche, meint sie nur, das sei sie nicht gewesen. «Das war der Schröder und noch ein anderer Mann.» Sie meint unseren damaligen Bundeskanzler. Wer «der andere Mann» ist, kann ich nur vermuten.

Kurze Zeit später erklärt sie mir, sie habe den Schröder jetzt rausgeschmissen. Der sei ein Schwein. Was soll ich dazu sagen? «Na ja, dann wird es jetzt ja wieder sauberer auf deiner Toilette», antworte ich und drehe mich zur Seite, um mir das Lachen zu verkneifen. Ich möchte ihr nicht das Gefühl geben, dass ich mich über sie lustig machen würde.

Das Wort Alzheimer wird mehr und mehr in unseren täglichen Sprachgebrauch integriert. So oft es mir zeitlich möglich ist, recherchiere ich dazu im Internet. Je mehr ich darüber lese, desto verwirrter werde ich. Die Abhandlungen sind allesamt so sachlich. Keiner geht auf die Nöte ein, keiner beantwortet mir die alltäglich anfallenden Fragen. Ich fühle mich so allein gelassen. Bei jeder Programmankündigung im Fernsehen oder Radio, die auch nur annähernd etwas mit dem Thema zu tun haben könnte, notiere ich sofort den Sendetermin. Wenn irgendwo Vorträge zum Thema gehalten werden, sind wir dabei. Aber irgendwie ist das alles unbefriedigend. Ich weiß jetzt, wie die Krankheit im Gehirn die Schäden verursacht, aber wie ich jeden Tag damit umgehen kann, weiß ich noch immer nicht. Doch ich wäre kein Optimist, wenn ich nicht davon überzeugt wäre, noch lernen zu können, wie ich mit den Veränderungen meiner Mutter umgehen kann und dass dann alles gut wird. Irgendwie.

Meine Gedanken kreisen ständig darum, was Mutter gut tun könnte. Irgendwie bin ich, ohne es zu merken, in die Rolle des Animateurs gerutscht. Wo könnte ich mit ihr hingehen? Wo können wir Menschen in ihrem Alter kennen lernen, die eventuell sogar noch Kontakt mit ihr halten würden? Immer nur mit uns, insbesondere mit mir, Zeit zu verbringen, wird ihr doch mit der Zeit vielleicht auch zu langweilig.

So habe ich den Einfall, mit ihr den wöchentlichen Seniorennachmittag im nahe gelegenen Pfarrzentrum zu besuchen. Ich gehe vorher einmal dort vorbei, um mir das Ganze anzuschauen. An dem Nachmittag sind ungefähr dreißig ältere Menschen dabei, ein netter Kreis, wie es scheint. Teilweise werden sie von ihren Angehörigen gebracht, teilweise kommen sie alleine oder, sofern sie Bewohner des im Ort befindlichen Alten- und Pflegeheims sind, werden sie mit dem Bus gefahren. Ehrenamtliche Helferinnen bedienen sie aufmerksam mit Kaffee und Kuchen. Nach dem Kaffeetrinken sitzen die vorwiegend weiblichen Besucher in kleinen Gruppen zusammen, unterhalten sich oder spielen Karten. Das wäre doch vielleicht etwas für Mutter!

Eine Woche später soll es so weit sein, ich will mit ihr ins Pfarrzentrum gehen. Allein die Vorbereitung auf diesen Nachmittag kostet mich Stunden: Gleich nach dem Frühstück beginnen wir zunächst einmal mit dem Duschen. Erfreulicherweise klappt das heute mehr oder weniger reibungslos, das heißt ohne heftige Gegenwehr meiner Mutter. Ich bin froh, als sie frisch geduscht und mit gewaschenen Haaren endlich angezogen ist. Mir klebt das T-Shirt vor Schweiß am Rücken fest, vorne ist es klatschnass wie auch meine Jeans und der Rest des Bades, weil Mutter unter der Dusche nicht gerade mit Wasser gespart hat.

Als ich ihre Haare föhne, ist sie bester Laune, und ich genieße diese entspannte Atmosphäre. Wenn es doch immer so sein könnte! Dann wäre alles andere auch viel leichter zu ertragen.

Kurz vor dem Mittagessen sind wir mit allem fertig. Das heißt, eigentlich ist nur Mutter fertig. Sie sieht richtig gut aus. Ich hingegen gleiche eher Aschenputtel. So beeile ich mich, uns das Mittagessen zuzubereiten, und bin froh, dass Mutters schöner Pullover auch nach dem Essen noch so aussieht wie vorher. Ich will sie schließlich nicht dauernd bevormunden und sie darauf aufmerksam machen, wenn sie etwas verschüttet. An den Tagen, an denen wir nichts Besonderes vorhaben, ist mir das sowieso egal. Aber heute nicht, denn sonst bricht mein Zeitplan völlig zusammen. Und es ist mir sehr wichtig, dass dieser erste Besuch gut funktioniert. Ich hoffe, dass Mutter daran Gefallen findet und auch, dass sie bei den anwesenden Senioren einen guten Eindruck hinterlässt. Vielleicht ergibt sich ja dadurch ein netter neuer Kontakt für sie.

Es bleiben gerade noch ein paar Minuten, dass ich mich umziehen, mir – der Kosmetikindustrie sei Dank – die Haare halbwegs in Form bringen und ein wenig Make-up auftragen kann. Und schon ist es Zeit, dass wir uns auf den Weg machen. Wir gehen das kurze Stück zu Fuß. Auch hier habe ich glücklicherweise genügend Zeit eingeplant: Mutter ist nicht dazu zu bewegen, auch nur einen Schritt schneller zu gehen, als es ihr gerade passt. Sie erinnert mich mit diesem Verhalten immer an ein kleines, trotziges Kind, das sich an der Hand der Mutter hinterherziehen lässt. Meine Geduld wird einmal mehr auf eine harte Probe gestellt. «Für wen mache ich das hier eigentlich?», frage ich mich mal wieder. «*Ich* will doch gar nicht zum Seniorennachmittag. *Ich* kriege meine Zeit auch prima auf andere Art und Weise rum.» Mutter ist mittlerweile ein ganz schönes Stück hinter mir zurückgeblieben. Sie macht überhaupt keinen Versuch, mit mir Schritt zu halten. Ich gehe schon bewusst viel langsamer als sonst. Ich bin so wütend auf sie, dass ich sie am liebsten stehen lassen würde.

Als wir dann doch endlich das Pfarrzentrum erreichen, läuft sie wieder zur Hochform auf. Mutter posiert, als wenn ihr zu

Ehren ein Empfang stattfinden würde. Der überschaubare Trubel scheint ihr zu gefallen. Am Eingang werden wir von einer netten, älteren Dame begrüßt, die uns freundlich willkommen heißt und uns bittet, an einem der Tische Platz zu nehmen. Die anderen Tische sind wohl schon mit «Stammgästen» belegt. Es ist eine sehr angenehme Atmosphäre, und wir kommen mit einigen Leuten ins Gespräch. Mutter scheint sich wohl zu fühlen.

Herr Wagner, ein pensionierter Lehrer, schlägt mir im Verlauf des Nachmittags vor, Mutter doch in der nächsten Woche zur Senioren-Gymnastik zu bringen. Ich erkläre ihm mit leiser Stimme, dass meine Mutter alzheimerkrank ist und dass ich nicht weiß, ob diese Gymnastik für sie und vor allem für die anderen Anwesenden das Richtige ist. Auf mein Zögern hin meint er nur: «Machen Sie sich da mal keine Sorgen, ich passe gut auf sie auf. Es wird ihr sicherlich gut tun, und Sie hätten mal ein wenig Zeit für sich.» Ich willige dankbar ein, kann mir jedoch nur schwer vorstellen, dass das funktionieren wird.

Beim nächsten Treffen bin ich also frühzeitig mit Mutter im Pfarrzentrum. Ich habe ihr seit dem Mittagessen immer wieder erzählt, dass sie heute auch an der Gymnastik teilnehmen könne und wie schön das doch für sie werde. Sie strahlt mich an, weiß aber offensichtlich nicht, was ich damit sagen will.

Als wir ankommen, werden wir gleich am Eingang von dem freundlichen Pensionär begrüßt, und er zeigt uns den Weg in den Gymnastikraum. Dort befinden sich bereits sechs Damen und Herren, die sich angeregt unterhalten. Mutter ist anzumerken, dass sie gerne in diese Runde kommt. Herr Wagner bietet ihr den einzigen freien Hocker an, und sie nimmt auch bereitwillig Platz.

«Gehen Sie nur. Ich passe schon auf sie auf», zerstreut er aufmunternd meine Bedenken. «Ich nehme sie nach der Gymnastik mit in die Cafeteria. Dort können Sie sie ja dann abholen.»

Die Situation erinnert mich an den ersten Tag von Jennifer im Kindergarten. Damals hatte ich ein ähnliches Gefühl, als ich sie allein ließ. Bei einem Kind war das nachvollziehbar, aber heute, bei meiner eigenen Mutter? Mutter selbst ist jedoch vollkommen mit dem beschäftigt, was um sie herum geschieht, und merkt gar nicht, dass ich den Raum verlasse. Ich gehe in das nahe gelegene Einkaufscenter und ertappe mich dabei, dass ich viel zu oft auf die Uhr schaue. «Was soll schon passieren?», versuche ich mich immer wieder selbst zu beruhigen. Ich schaue mir die Schaufenster an und starre gedankenverloren in die Auslage. «Das darf doch nicht wahr sein. Jetzt kannst du mal eine Stunde für dich in Anspruch nehmen, und was machst du?», höre ich meine innere Stimme schimpfen.

Kaum ist die Stunde rum, treibt es mich auch schon wieder in Richtung Pfarrzentrum, und ich bin froh, als ich Mutter in der Cafeteria friedlich zwischen den anderen Besuchern sitzen sehe. Waren meine Bedenken also doch umsonst? Bevor ich mich weiter damit befassen kann, kommt mir Herr Wagner entgegen und zieht mich etwas abseits in eine etwas ruhigere Ecke.

«Es tut mir Leid. Da habe ich mich wohl selbst überschätzt», sagt er. «Wir haben wie immer mit dem Ball gespielt. Den werfen wir uns abwechselnd zu. Als Ihre Mutter den Ball hatte, hat sie ihn ihrer Hockernachbarin so fest zugeworfen, dass diese zu Boden gestürzt ist. Gott sei Dank ist nichts passiert. Ihre Mutter hat auch nicht den Eindruck gemacht, dass sie verstanden hat, dass das so nicht richtig ist. Ich glaube, Sie haben mit Ihren Bedenken Recht, die Gymnastik ist für Ihre Mutter wohl doch nicht das Richtige», sagt er und macht dabei einen sehr betroffenen Eindruck. «Das ist doch nicht Ihre Schuld. Ich bin froh, dass Sie mir es überhaupt angeboten haben. Es hätte ja auch sein können, dass es klappt», antworte ich und weiß genau, dass das nicht stimmt. Aber der nette, ältere Herr tut mir

Leid, vor allem, weil er seit langem der Einzige außer unseren Familienmitgliedern war, der Mutter und damit auch mir helfen wollte. Doch es war wohl mein Fehler zu glauben, dass die gesunden Senioren und Seniorinnen mit Mutters Erkrankung problemlos umgehen könnten.

Einmal mehr habe ich das Gefühl, mich für sie entschuldigen zu müssen. Wie schon so oft in den letzten Monaten. Ich bin enttäuscht. Es wäre so schön gewesen, wenn es funktioniert hätte. Ich gehe zu Mutter und setze mich neben sie an den Tisch. Sie strahlt mich an und ist sich keiner Schuld bewusst. «Der Ball, da, da.» Sie versucht, mir zu erzählen, was sie eben erlebt hat, doch sie kann sich nicht mehr richtig artikulieren, wie so häufig in letzter Zeit. «Ja, ich habe schon gehört», antworte ich ihr, als sei alles in Ordnung.

Mutter isst lächelnd und mit großem Appetit den Kuchen und schaut sich aufmerksam im Raum um. Eine ältere Frau hat wohl ihr Interesse geweckt. Jedenfalls nickt Mutter ihr immer wieder zu und lächelt zu ihr rüber. Plötzlich steht die Frau vor uns und wird sehr unfreundlich: «Warum grinsen Sie mich die ganze Zeit so an?! Ich kenne Sie doch überhaupt nicht. Lassen Sie mich in Ruhe.»

Mutter spürt wohl anhand des Tonfalls sofort, dass der Ärger ihr gilt, und streckt als Antwort die Zunge heraus. Ich entschuldige mich bei der unfreundlichen Frau und versuche zu erklären, dass meine Mutter krank ist. «Dann muss sie halt zu Hause bleiben», ist ihre barsche Antwort. Meine Mutter scheint es weniger zu berühren, aber mich trifft diese Bemerkung, als hätte man diesmal mich vom Stuhl geschossen. Mir wird schlagartig bewusst, dass ich meine Mutter schützen muss, schützen vor Menschen, die für diese Erkrankung kein Verständnis haben. Ich hatte gar nicht darüber nachgedacht, dass sich auf diesem wöchentlichen Seniorennachmittag nicht unbedingt auch Demenzkranke einfinden würden. Alt bedeutet schließlich nicht zwangsläufig dement.

Als wir am späten Nachmittag nach Hause gehen, bin ich sehr niedergeschlagen und erzähle am Abend meiner Familie von diesem Misserfolg. Wolfgang tröstet mich, indem er mich auffordert, das alles nicht so persönlich zu nehmen. Bei Mutter jedenfalls scheint der Ausflug ja keinen Schaden angerichtet zu haben.

So schnell will ich dann doch wieder nicht aufgeben und entschließe mich, einige Tage später mit Mutter zusammen in das nahe gelegene Einkaufszentrum zum Friseur zu gehen. Ich bin davon überzeugt, dass es ihr gut tut, sie so weit und so lange wie möglich in ein normales Leben zu integrieren.

Beim Friseur läuft es besser. Anfangs habe ich so meine Bedenken: Wie wird Mutter wohl reagieren, wenn sie in unbekannter Umgebung von einer fremden Person frisiert wird? Aber meine Sorgen sind völlig unbegründet. Sie liebt es immer noch, sich schön zu machen, und genießt die Behandlung; selbst das Haarefärben lässt sie gern über sich ergehen. Ich hatte die Friseurin bei unserem ersten Besuch bereits über Mutters Erkrankung informiert. Da sie selbst einen erkrankten Großvater hat, versteht sie es hervorragend, mit Mutter umzugehen. So kann ich sie sogar für eineinhalb Stunden alleine lassen und andere Dinge erledigen.

Es ist schon erstaunlich, zu welchen Höchstleistungen man in dieser kurzen, gedrängten Zeit fähig ist. Es erinnert mich an die Jahre, als meine Tochter noch klein war und ich die halbe Stunde, die sie abends die Sesamstraße anschaute Zeit hatte, mich um den Haushalt zu kümmern.

Weil Mutter das alles so gut tut, komme ich auf den Gedanken, mit ihr zusammen gleich noch einige neue Kleidungsstücke zu kaufen. So kann ich mir sicher sein, dass sie auch passen, und Mutter hat ein wenig Abwechslung. Es macht ihr wie erwartet Freude. Schnell werden wir fündig und erstehen einen schicken, lachsfarbenen Pullover und eine dazu passende Hose für sie. Mutter ist richtig ausgelassen, als wir mit unseren Tüten den großen Laden verlassen. In einem der breiten Gänge kommt uns ein Ehepaar, ungefähr im Alter meiner Mutter, entgegen. Sie geht zielstrebig auf die beiden zu und plaudert auf ihre unzusammenhängende Art und Weise drauflos. Ich gehe davon aus, dass sie Bekannte meiner Mutter sind, gebe den völlig verdutzten Leuten die Hand und stelle mich vor. Zwei Sekunden später begreife ich: mal wieder reingefallen. Wie sich herausstellt, kennen die Leute meine Mutter gar nicht, aber jetzt kennen sie mich. Ich könnte hinter der nächsten Blumendekoration verschwinden, so peinlich ist mir das. Ich schwöre mir, in Zukunft vorsichtiger zu sein. Bei jedem Menschen, den meine Mutter zukünftig grüßt oder umgekehrt, versuche ich, mich so neutral wie möglich zu verhalten. Ich kann mir ja nie sicher sein, ob sie die Leute nun tatsächlich aus früheren Zeiten kennt oder nicht.

Aber inzwischen habe ich daraus und aus dem Friseurbesuch gelernt. Ich mache es mir zur Gewohnheit, bei Terminvereinbarungen für meine Mutter, welcher Art und bei wem auch immer, kurz darauf hinzuweisen, unter welcher Krankheit sie leidet. Dadurch erspare ich mir den Stress, es später in ihrem Beisein erklären zu müssen.

So vorbereitet gehe ich also mit Mutter einige Tage später zur Fußpflege. Eine nette Frau mittleren Alters öffnet die Tür und will uns gerade begrüßen, als Mutter auf sie losrennt und ihr mit den Worten «Da bist du ja wieder» um den Hals fällt. Trotz meines neu erworbenen Misstrauens in Bezug auf Mutters «alte Bekannte» habe ich dieses Mal das Gefühl, dass Mutter die Fußpflegerin tatsächlich kennt, weil diese auf Mutters Begrüßung entsprechend reagiert. Doch es stellt sich im Laufe unseres Termins heraus, dass sie lediglich ausreichende Erfahrung im Umgang mit Demenzkranken hat. Ihr Verhalten hinterlässt einen bleibenden Eindruck bei mir. Mutter ist sehr fröhlich und «plaudert» völlig entspannt. Die Fußpflegerin «antwortet» ihr, und die beiden lachen sehr viel. Nach der Behandlung verabschiedet sich Mutter und ist völlig aus dem Häuschen. Wir trinken im angrenzenden Café noch eine Tasse Kaffee und essen ein Stück Kuchen dazu.

Ich bin immer noch sehr mit dem Erlebten beschäftigt, als Wolfgang uns kurze Zeit später abholt. Wir gehen von diesem Ereignis an instinktiv immer mehr dazu über, auf Mutters Phantasien und ihre für uns schwer verständlichen Äußerungen spielerisch zu reagieren. Und es zeigt sich, dass das für alle Beteiligten einschließlich Mutter viel entspannter ist.

Motiviert nach diesen positiven Erfahrungen fahre ich mit Mutter in der darauffolgenden Woche zum Einkaufen in einen großen Supermarkt, nicht ahnend, welchen Verlauf dieser Einkauf noch nehmen wird. Mutter trippelt wie immer gut gelaunt und summend neben mir her, grüßt jeden, der ihr entgegenkommt, und scheint äußerst «interessiert» an allen Dingen – nur nicht an dem, was ich sie frage. So stehe ich mit ihr in der Gemüseabteilung und versuche zu erfahren, was sie denn gerne essen möchte. Auf all meine Fragen bekomme ich jedoch keine konkrete Antwort. Also suche ich aus, was ich für richtig halte.

Während ich das ausgewählte Gemüse abwiege, merke ich plötzlich, dass Mutter aus meinem Gesichtsfeld verschwunden ist. Sofort lasse ich alles stehen und liegen, um sie zu suchen. Das Herz schlägt mir bis zum Hals. Doch nach einer Weile werde ich an der Käsetheke fündig. Dort unterhält sie sich angeregt mit einer lebensgroßen Papp-Imitation von Frau Antje aus Holland. Der eine oder andere Kunde schaut etwas irritiert und verschämt zu ihr und geht dann weiter. Andere tuscheln und lachen anscheinend über sie. Wie sollen die Leute auch wissen, was mit ihr los ist? Ich lege meinen Arm um sie und tue, als ob alles normal ist. Nachdem ich mich selbst wieder ein wenig beruhigt habe, gehen wir zurück in die Gemüseabteilung, wo ich das ausgesuchte Gemüse nun endlich in den Einkaufswagen lege. Mutter hat immer noch sehr gute Laune. Als wir uns in der Abteilung für Tiefkühlkost nach einigen Fertigprodukten umsehen, unterhält sie sich mit den Gefrierhähnchen. Ich frage mich, ob mir jemand mit der versteckten Kamera einen Streich spielen will. Leider ist das, was ich sehe, Realität. Ich muss trotzdem lachen. Und spüre, dass Humor eine gute Möglichkeit ist, mit dieser Krankheit umzugehen.

Mich strengt dieser Einkauf dennoch ein wenig mehr an als gewöhnlich. Ich muss mich darauf konzentrieren, dass ich nichts vergesse – vor allen Dingen muss ich aber aufpassen, dass Mutter nicht ständig irgendwo verloren geht. Ich beende unseren Einkauf also früher als geplant, und wir stellen uns in einer Schlange an der Kasse an. Vor uns steht ein Mann mittleren Alters. Mutter rückt immer weiter auf. Um sie zurückzuhalten, stelle ich mich neben sie. In diesem Moment haut meine Mutter dem vor uns stehenden Mann ohne jede Vorwarnung kräftig auf den Hintern. Dieser dreht sich um und schaut *mich* an. Mutter steht freudig strahlend daneben und blinzelt mir mit einem Auge zu. Ich weiß nicht, was ich zuerst tun soll. Mich für meine kranke Mutter entschuldigen oder in Luft auflösen? Letzteres kann ich nicht, und sagen, dass sie krank ist, will ich in diesem Umfeld auch nicht. Also murmele ich mit hochrotem Kopf eine Entschuldigung und bin heilfroh, als wir uns mit unseren Einkäufen endlich auf dem Heimweg befinden.

Immerhin sorgt mein Bericht von meinen Einkaufserlebnissen mit Mutter bei meinem Telefonat mit Karlheinz und Petra am nächsten Abend für eine Aufhellung der Stimmung. «Auf diese Weise bekommt der Werbeslogan ‹so wird Ihr Einkauf zum Erlebnis› tatsächlich eine Bedeutung. Wenn auch sicherlich eine andere als eigentlich gemeint», lache ich Karlheinz durch den Hörer zu und bin froh, als ich am anderen Ende der Leitung die beiden auch lachen höre. Denn Petras Krebs belastet die beiden sehr. Immerhin gönnen sie sich einen Spontanurlaub in Taormina. Das wird den beiden gut tun. Ich bemühe mich, sie nicht unnötig mit meinen Berichten über Mutter zu belasten, denn Petras Zustand verschlechtert sich zusehends. Wir wissen es alle. Aber wir haben auch immer noch die Hoffnung auf ein Wunder. Darauf, dass Petra es doch noch schaffen könnte.

Einige Tage später fahre ich mit Mutter in ein großes Gartencenter, um mit ihr gemeinsam Balkonblumen auszusuchen. Und verliere sie, als ich aus einem Container Blumen für sie herausfische, erneut aus den Augen. Mich durchfährt ein heftiger Schreck. Ich frage mich, was ich machen soll, wenn ich sie nicht wiederfinde. Ich kann sie ja nicht ausrufen lassen wie ein kleines Kind. Vermutlich würde sie darauf auch überhaupt nicht reagieren, denn wie viele Alzheimer-Patienten weiß sie ihren Namen nicht mehr. Ich laufe los, um sie zu suchen. So groß ist mir das Gartencenter bisher gar nicht vorgekommen. Ich suche in allen Gängen, im Freigelände und in allen übrigen Abteilungen. Sie ist nirgendwo zu sehen. Ich spüre, wie langsam Panik in mir hochkriecht. Bleib ruhig, sage ich mir, sonst findest du sie erst recht nicht. Aber was, wenn sie nach draußen gelaufen ist? Sie ist schließlich völlig orientierungslos!

Ich habe jetzt richtig Angst um sie und laufe raus auf den Parkplatz, der Gott sei Dank recht überschaubar ist. Aber dort ist sie auch nicht zu sehen. Ich laufe wieder zurück in den Markt, diesmal direkt zur Information, denn jetzt weiß ich mir auch nicht mehr zu helfen. Vielleicht bringt es ja doch etwas, wenn ich sie ausrufen lasse. Genau in diesem Moment sehe ich Mutter in der Ferne neben einem Ehepaar herlaufen und auf es einreden. Beim Näherkommen kann ich den Leuten anmerken, dass sie mit der Situation überfordert sind. Aber anstatt wenigstens stehen zu bleiben, gehen sie einfach weiter, ignorieren Mutter und starren geradeaus.

Als ich die drei erreiche, hake ich mich bei Mutter ein und sage ihr, dass ich schöne Blumen für sie gefunden habe. Ich zittere am ganzen Körper und verspüre nicht die geringste Lust, mich bei den fremden Leuten zu entschuldigen oder ihnen zu erklären, was mit meiner Mutter los ist. Viel lieber hätte ich sie in den Hintern getreten für so viel Ignoranz. Sie hätten doch merken müssen, dass Mutter verwirrt ist! Ich bin so aufgeregt, dass ich Mühe habe, unseren Einkaufswagen wiederzufinden. Ich weiß auch nicht mehr, was ich sonst noch hier besorgen wollte, und bin zu keinem vernünftigen Gedanken mehr fähig.

Zum ersten Mal frage ich mich, ob diese Krankheit vielleicht doch erblich ist. Ich nehme mir vor, in Zukunft nicht mehr allein mit Mutter einzukaufen.

Ich weiß nicht mehr, was ich noch machen kann, damit Mutter genügend Abwechslung hat. Gott sei Dank kommt uns der Zufall zu Hilfe. An einem Samstagabend rufen Waltraud und Christoph, gute Freunde von uns, an, um sich zu erkundigen, wie es uns geht und auch, um zu hören, wie Mutter sich eingelebt hat. Wir haben die beiden seit ihrer Hilfe bei Mutters Umzug nicht mehr gesehen. Ich erzähle von all den Ereignissen der letzten Wochen. «Da wird es aber bald mal Zeit, dass ihr wieder unter Menschen kommt», meint Waltraud, die mir die ganze Zeit geduldig zugehört hat. «Das ist leichter gesagt als getan», antworte ich, «es ist mittlerweile sehr anstrengend, wenn wir mit Mutter zusammen unterwegs sind. Und lange allein lassen kann ich sie auch nicht mehr.» – «Meine Mutter ist zurzeit zu Besuch hier, du kennst sie ja. Sie überlegt, von der Eifel nach Köln zu ziehen», fährt Waltraud fort. «Was haltet ihr davon, wenn wir uns morgen alle zusammen im Stadtwald treffen und dort gemeinsam spazieren gehen? Wir können ja anschließend dann noch irgendwo Kaffee trinken gehen. Das tut uns und unseren Müttern sicherlich gut.» – «Gute Idee. Warum nicht?», sage ich spontan, und wir verabreden uns für den nächsten Tag um vierzehn Uhr am Wildparkgehege im Stadtwald.

Der Sonntag verspricht ein schöner Sommertag zu werden. Wir essen frühzeitig zu Mittag, damit Zeit genug bleibt, um Mutter in aller Ruhe «stadtfein» zu machen. Ich erzähle ihr von dem geplanten Vorhaben, und sie macht den Eindruck, als ob sie sich freuen würde.

Pünktlich zum verabredeten Zeitpunkt treffen wir Christoph, Waltraud und ihre Mutter Charlotte am Wildparkgehege. Ich freue mich, Charlotte endlich einmal wiederzusehen. Sie ist eine unglaublich liebenswerte Frau, deren Herzlichkeit mir richtig gut tut. Obwohl Mutter Charlotte nur flüchtig kennt, begrüßt sie diese freudig und gestenreich.

Wir beschließen, gleich das angrenzende Wildgehege für unseren Spaziergang zu nutzen. Waltraud, Christoph, Wolfgang und ich gehen zusammen, weil wir uns eine ganze Menge zu erzählen haben. Mit ein wenig Abstand folgen Mutter und Charlotte. Als wir uns umdrehen, machen die beiden erstaunlicherweise den Eindruck, als ob sie angeregt miteinander sprechen würden – zwei ältere Damen, die sich amüsiert unterhalten. Charlotte mit ihrem einfühlenden Wesen hat kein Problem damit, auf Mutters unzusammenhängende Worte zu antworten – als wäre es das Selbstverständlichste von der Welt.

An einem niedrigen Zaun halten wir an und beobachten die Rehe. Mutter streckt die Hand nach ihnen aus und lacht laut vor Freude, als eines der Tiere näher kommt und ihre Hand ableckt. Nichts ist in diesem Moment von ihrer schrecklichen Krankheit zu spüren. Außenstehende sehen zwei zufriedene

Paare, die mit ihren Müttern am Sonntagnachmittag spazieren gehen.

Als wir jedoch das Café erreichen und uns an einen Tisch setzen wollen, ist Mutter damit überfordert, sich auf einem Stuhl niederzulassen. Sie versteht einfach nicht, dass sie sich hinsetzen soll, und bleibt fröhlich stehen. Die Eindrücke der vergangenen zwei Stunden und die vielen Menschen im Café sind wahrscheinlich zu viel für sie. Beruhigend rede ich auf sie ein und bin froh, als auch sie endlich am Tisch sitzt.

Waltraud fragt Mutter, welchen Kuchen sie denn haben möchte. Doch darauf kann sie nicht antworten und lacht nur etwas schrill. Wolfgang gibt die Bestellung auf, für Mutter ein Stück Eierlikörtorte und entkoffeinierten Kaffee. Es herrscht eine fröhliche Stimmung am Tisch, und wir genießen alle die Möglichkeit, uns mal wieder mit guten Freunden zu treffen. Mutter hat der Kuchen gut geschmeckt, die Reste davon sind noch auf ihrer Bluse deutlich zu erkennen. Soweit das möglich ist, bemühe ich mich, die Flecken mit einer Serviette zu beseitigen. Während ich damit beschäftigt bin, stochert Mutter in Christophs Kuchen herum und lacht dabei so sehr, dass ihr die Tränen übers Gesicht laufen. So habe ich sie schon lange nicht mehr erlebt. Ihr scheint der Nachmittag wirklich gut zu tun. Auch ich bin nach langer Zeit endlich mal wieder richtig entspannt und gut gelaunt.

Nachdem wir das Café verlassen haben, beschließen wir, noch einen kleinen Spaziergang zu machen, um zum Abschluss im Biergarten eines im Stadtwald gelegenen Hotels noch ein Kölsch zu trinken, wo sich die fröhliche und unbeschwerte Stimmung fortsetzt. Am frühen Abend verabschieden wir uns schließlich voneinander und verabreden, uns im Laufe der Woche bei uns zu Hause noch einmal zu treffen, denn Charlotte ist von Mutter trotz ihrer Krankheit ganz begeistert. Auf der Heimfahrt ist Mutter aufgekratzt und erzählt auf ihre Weise immer wieder unterbrochen von fröhlichem Lachen von Charlotte und den schönen Rehen mit dem weichen Fell.

Selbst abends, als sie schon im Bett liegt, lacht sie immer noch. Das ist einer dieser seltenen, kostbaren Momente, in denen ich mir sicher bin, dass wir die richtige Entscheidung getroffen haben und ich Mutter, bis sie tatsächlich einmal ein Pflegefall sein sollte, zu Hause versorgen werde.

Charlotte kommt jetzt immer öfter zu Besuch, und das bedeutet für mich eine große Entlastung. Die beiden gehen zusammen spazieren, schauen gemeinsam fern und verstehen sich prächtig. Charlotte ist wie ein Geschenk des Himmels für uns. Und auch Waltraud und Christoph sind über diese Entwicklung ganz froh, denn Charlotte hat sich nach dem Tod ihres Ehemannes vor einigen Monaten sehr zurückgezogen. Jetzt scheint sie richtig aufzuleben und denkt ernsthaft darüber nach, tatsächlich ihre Wohnung in der Eifel aufzugeben und hierher nach Köln zu ziehen. Für Waltraud und Christoph würde es dann auch leichter, sich um sie zu kümmern.

An den Tagen, an denen sich Charlotte um Mutter kümmert, habe ich endlich mal wieder die Gelegenheit, vieles von dem, was in unserer eigenen Wohnung nach unserem Umzug liegen geblieben ist, aufzuarbeiten. Die Erschöpfung wird jetzt sehr stark spürbar. Meine Energie hat ganz schön nachgelassen. Ich komme mit allem nicht mehr so schnell voran wie gewohnt und bin jeden Abend froh, wenn ich endlich im Bett liege.

Es ist einer dieser unerträglichen, schwülen Sommertage. Ich habe den ganzen Tag über dafür gesorgt, dass Mutter sich nicht unkontrolliert in die pralle Sonne setzt und vor allen Dingen genug trinkt. Bei diesem Wetter hat keiner von uns richtigen

Appetit. Das heißt – eine schon. Mutter. Sie isst mit Wonne ihr Frühstück und lässt sich auch gerne von mir anziehen. Ich suche mit ihr zusammen leichte Sommerkleidung für den Tag aus, was ihr sehr viel Spaß bereitet. In ihrer weißen Bluse mit den bunten Blüten darauf und der dazu passenden, weit geschnittenen Hose sieht sie für einen Moment aus wie «früher». Ich suche ihr eine schöne Kette aus, und sie freut sich wie ein kleines Kind. Als ich sie so vor ihrem Spiegel stehen sehe, wie sie vor sich hin brabbelt, erinnert sie mich für einen Augenblick an Dustin Hoffman in dem Film «Rainman», in dem er einen Autisten spielt. Ein erwachsener Mensch mit kindlichem Verhalten. Immer wieder gibt es diese Momente, die mich so seltsam berühren. Momente, in denen es mir nicht leicht fällt, sie nicht wie ein kleines Kind zu behandeln. Aber als geistig intakten Erwachsenen, der noch genau weiß, was er tut, kann ich sie auch nicht sehen. Trotzdem möchte ich es aber nicht am nötigen Respekt ihr gegenüber fehlen lassen. Diese Gratwanderung ist nicht immer einfach, aber nach und nach habe ich gelernt, damit umzugehen – und heute gelingt es mir besonders gut. Wahrscheinlich liegt es auch daran, dass das Wetter einen positiven Einfluss auf Mutters Befinden zu haben scheint. Sie leidet kein bisschen unter der extremen Schwüle. Schon früher hat sie den Sommer immer am liebsten gemocht und ist auch in den kühlen und verregneten Monaten meist in die Sonne geflogen. «Dort geht es mir gut, und mir tut nichts mehr weh. Die Menschen sind auch viel fröhlicher. Hier sind alle immer so griesgrämig. Kein Wunder, bei dem Wetter», hörte ich sie früher häufig sagen. Ist wenigstens das Wohlgefühl, welches ihr die Sonne immer bereitet hat, noch erhalten geblieben? Ich hoffe es.

Dennoch sorge ich lieber dafür, dass alle Markisen ausgefahren sind. Als ich ihr wie die Tage zuvor nachmittags den Kaffee auf dem Balkon serviere, mit einem kleinen Stück Kuchen, macht sie einen sehr zufriedenen Eindruck. Ich freue mich darüber. In der Zeit, in der sie draußen ihren Kaffee genießt, sauge ich schnell ihr Wohnzimmer und räume später das benutzte Geschirr wieder ab. «Hat es dir wieder geschmeckt?» – «O ja», strahlt sie mich an. «Was hältst du davon, wenn wir deine Blumen gießen, die haben sicherlich auch Durst», meine ich, um sie ein wenig zu beschäftigen. Als ich die Gießkanne mit Wasser füllen will, finde ich den Kaffee und auch den Kuchen der letzten zwei Tage darin.

Mutter scheint das nicht weiter zu kümmern. Sie läuft auf dem Balkon auf und ab, plaudert nach links, plaudert nach rechts, schaut herunter in der Hoffnung, dass jemand antwortet, und redet leise mit den Tomaten, die ich ihr zu Beginn der Gartensaison in unterschiedliche Kübel gepflanzt habe. Seit ich sie das erste Mal auf die kleinen Früchte aufmerksam gemacht habe, freut sie sich darüber wie ein kleines Kind, geht mehrmals täglich zu den Pflanzen und spricht leise mit ihnen. Als wir die erste reife Tomate pflücken und ich ihr die Frucht in die Hand gebe, hält sie sie behutsam fest und streichelt sie wie ein kleines Küken. Zum Abendbrot lege ich ihr einige kleine Kirschtomaten auf den Teller. Sie behandelt sie in gleicher Weise, streichelt sie ganz vorsichtig und spricht mit ihnen. Aber sie steckt nicht eine von ihnen in den Mund. Erst als ich sie am nächsten Abend in Stücke schneide, isst sie die Tomaten ohne zu zögern auf, und jetzt erinnere ich mich auch daran, gelesen zu haben, dass Alzheimer-Patienten häufig eine ganz andere Wahrnehmung haben als wir. Durch den Trick, die Tomaten klein zu schneiden, hat Mutter sie nicht mehr als Küken gesehen.

Mitten in der Nacht wache ich von einem lauten Geräusch auf. Oder habe ich mir das eingebildet? Angestrengt halte ich den Atem an. Doch. Es blitzt, und ein Donnern folgt mit unglaublicher Lautstärke. O mein Gott! Mutter! Sie hat sicher fürchterliche Angst. Ich stürze aus dem Bett, ziehe mir schnell einen Jogginganzug über und spüre, wie sich alles vor meinen Augen dreht. Mein Kreislauf ist auf diese plötzliche Richtungsänderung mitten in der Nacht nicht eingerichtet. Ich renne runter in Mutters Wohnung und bin auf alles gefasst. Sie schläft jedoch tief und fest. Mir fällt ein Stein vom Herzen. Leise verlasse ich ihre Wohnung und gehe zurück. Als ich wieder in meinem eigenen Bett liege, bin ich jedoch durch das ganze Adrenalin so aufgedreht, dass ich längere Zeit nicht wieder einschlafen kann. Während ich in die Dunkelheit starre, fällt mir auf einmal wieder eine meiner Beobachtungen von Mallorca ein. Schon dort ist mir aufgefallen, wie schnell Mutter abends einschlief. Auch ohne Rotwein. Und das Besondere war, dass sie jeden Morgen in der gleichen Haltung aufwachte, in der sie nachts eingeschlafen war. Wenn ich denke, wie oft ich mich im Bett umherwälze! Als ich sie damals darauf ansprach, sagte sie mir, das sei schon immer so bei ihr gewesen: Wenn es irgendwelche Probleme gäbe, würde sie diese vor dem Bett abstellen. Probleme gehörten nicht ins Bett, schließlich seien sie am nächsten Morgen auch noch da. Aber wenn man gut geschlafen hätte, wären sie leichter zu lösen.

Das ist eine ihrer Weisheiten, die ich mir selbst bis zum heutigen Tage bewahrt habe und mir jetzt, in diesem Moment, besonders zu Herzen nehme. Ich schiebe alle schweren Gedanken beiseite und falle nach kurzer Zeit in einen traumlosen Schlaf.

Langsam geht ein heißer Sommer zu Ende. Die Blätter beginnen sich bereits zu verfärben, und abends wird es schon wesentlich früher dunkel. Irgendwie verbreitet der September in diesem Jahr eine andere Stimmung. Vielleicht liegt es aber auch an mir, ich bin ganz schön fertig. Doch es ist nicht nur meine Wahrnehmung, dass dieser September unvergesslich bleiben wird.

Karlheinz und Petra sind inzwischen von ihrer Reise nach Taormina zurückgekehrt. Ich habe es die letzten Male immer so eingerichtet, dass Mutter bei unseren Telefonaten mit ihnen dabei ist, damit sie auch mit den beiden «reden» kann. Sie scheint sich darüber zu freuen.

«Habt ihr denn jetzt einen Termin für eure Hochzeit?», fragt mich Petra, nachdem sie von ihrer Reise berichtet hat.

Denn jetzt, wo ein ganz klein wenig Routine in unser Leben eingekehrt ist, haben Wolfgang und ich auch endlich wieder über eigene Wünsche nachgedacht. Wir wollen noch in diesem Jahr heiraten. Fest steht für uns beide auf jeden Fall schon, dass wir uns im alten Kölner Rathaus trauen lassen wollen, das nach langer Restauration wieder genutzt werden kann. Und wir planen, hin und wieder und wenn Zeit dazu ist, eine kleine Feier, die bei uns zu Hause stattfinden soll. Ganz so, wie man früher eben zu Hause gefeiert hat.

«Wir haben den Herbst im Auge. Einen genauen Termin haben wir noch nicht», antworte ich Petra. «Aber ich sage auf jeden Fall rechtzeitig Bescheid. Wir wollen doch eine richtig schöne Familienfeier daraus machen.» – «Wenn ihr euch nicht bald beeilt, müsst ihr ohne mich feiern», sagt Petra, und ihre Stimme zittert dabei. «Petra, sag doch so was nicht.» – «Ich weiß, dass ich das nicht mehr schaffe, wenn es noch lange dauert. Ich weiß ganz sicher, dass es bald mit mir zu Ende geht.» – «Gibt es etwas Neues?» – «Ja, die Metastasen sind größer geworden, trotz Behandlung.»

«Sie ist sehr schwach», bestätigt mir mein Bruder etwas später, als Petra nicht in der Nähe ist. «Ich glaube, dass die Reise nach Taormina unsere letzte Reise gewesen ist», sagt er traurig. Nach allem, was ich über den Verlauf weiß und was Petra gerade gesagt hat, muss ich ihm in Gedanken zustimmen. «Es tut mir so Leid», sage ich jedoch nur, «ich bin so froh, dass ihr diese Reise gemacht habt.» – «Ist mit Mutter denn wirklich alles in Ordnung?», lenkt mein Bruder ab. «Ja, mach dir darüber mal keine Sorgen. Wir haben hier alles im Griff. Euer Problem hat Vorrang.» – «Ich bin froh, dass ihr das mit Mutter übernommen habt. Ich könnte mich im Moment sowieso nicht darum kümmern.» Er hört sich sehr müde an. «Weißt du», fährt er fort, «ich hätte gar keine andere Wahl gehabt, als Mutter gleich in einem Heim unterzubringen.» – «Es ist doch gut so, wie es ist», sage ich ruhig zu ihm, «im Moment ist es die beste Lösung für uns alle.»

Ich bin sehr bedrückt, nachdem wir das Telefonat beendet haben.

Charlotte ist jetzt nach Köln gezogen, ganz in unsere Nähe. Für den Nachmittag hat sie sich zum Kaffee angekündigt. Ich freue mich sehr und erzähle Mutter von Charlottes geplantem Besuch. Allerdings bin ich mir nicht sicher, ob sie es versteht. Zu meinem Erstaunen hilft sie mir aber beim Tischdecken. Wenn auch auf ihre Art. Sie dreht die Kuchenteller um und legt die Kuchengabeln auf deren Boden, der nun nach oben zeigt. Ich lobe sie trotzdem, lasse alles, wie es ist, und weiß, dass Charlotte sich daran nicht stören wird. Mir kommt jedoch wieder der Gedanke an verschiedene andere Bekannte aus dem früheren Umfeld meiner Mutter. Würden die Mutters Veränderung auch so gelassen hinnehmen? Oder würden sie, wie schon bei einigen der seltenen Anrufe geschehen, wieder behaupten, dass ich nicht richtig mit ihr umgehe?

Nach wie vor achte ich darauf, dass Mutter nett zurechtgemacht ist. Besonders an einem Nachmittag wie heute, wo sie Besuch bekommt. Ich bin allerdings dazu übergegangen, bei Neuanschaffungen mehr auf den praktischen Nutzen als auf modischen Schick zu achten. Deshalb kann sich Mutter das eine oder andere Kleidungsstück auch noch alleine anziehen. Und ich spüre, wie wichtig es für sie ist. Sie sieht heute wirklich adrett aus. Auch wenn ich mir früher nie hätte vorstellen können, dass sie mal eine Hose mit Gummizug und Schuhe ohne hohe Absätze anziehen würde. Ihre hohen Schuhe habe ich bereits vor einiger Zeit aus Sicherheitsgründen lieber aus ihrem Gesichtsfeld verschwinden lassen.

Es wird ein schöner Nachmittag mit Charlotte, und wir sitzen noch lange zusammen an dem großen Tisch in Mutters Wohnung und erzählen. Mutter beteiligt sich so gut sie kann an dem Gespräch, und wir versuchen, sie bei jedem Thema einzubeziehen.

Charlotte spricht mich nach einer Weile darauf an, dass ich so sehr abgenommen habe und auch sonst einen abgespannten Eindruck machen würde.

«Du hast Recht», bestätige ich. «Ich habe auch keinen wirklichen Appetit mehr und bin dauernd hundemüde.» – «Ihr solltet mal so richtig Urlaub machen. Wolfgang kann es sicherlich auch gebrauchen.» – «Die Idee ist nicht schlecht. Aber wie soll es dann hier weitergehen?», seufze ich und blicke zu Mutter, die gerade ihre Serviette sorgfältig in Einzelteile zerlegt. «Was hältst du denn davon, wenn ich für die Zeit, in der ihr Urlaub macht, zu ihr ziehe?», fragt Charlotte völlig unerwartet. «Wir werden uns schon gut verstehen, was?», fährt sie fort und schaut Mutter dabei lächelnd an. Ich kann kaum glauben, was ich höre. «Das wäre ja wirklich prima! Glaubst du denn, dass dir das nicht zu viel wird?», frage ich sie aufgeregt. Die Aussicht, endlich mal wieder zusammen mit Wolfgang Urlaub zu machen, lässt mich innerlich jubilieren. «Mir wird das sicherlich nicht zu viel. Für ein paar Wochen bestimmt nicht. Denk einfach mal drüber nach und sprich mit Wolfgang darüber, was er davon hält», sagt Charlotte, und ihre Augen blitzen vor Elan. Der Himmel hat uns Charlotte geschickt.

Wolfgang ist von Charlottes Idee genauso begeistert wie ich, und so planen wir recht kurzfristig, in Urlaub zu fahren. Ich habe meine Arbeitszeit in den vergangenen Monaten zwar sehr weit reduziert, aber Urlaub habe ich schon lange keinen mehr genommen, sodass ich problemlos freinehmen kann. Und da Charlotte bereits zwei Wochen vor dem geplanten Reiseantritt kommt, kann ich im Büro einiges vor- und auch vieles nacharbeiten.

Zusammen gehen Wolfgang und ich noch einmal groß einkaufen, um die vorhandenen Vorräte aufzufüllen. So kann Charlotte, sollte etwas fehlen, Kleinigkeiten bequem zu Fuß aus dem nahe gelegenen Einkaufscenter holen. Außerdem ist Jennifer ja auch noch mit im Haus und wird sie gern unterstützen. Meine Tochter freut sich genau wie wir auf Charlotte, deren ganzes Wesen so viel Güte und Fröhlichkeit ausstrahlt.

Wolfgang und ich fahren in den kleinen Ort am Chiemsee, wo wir uns vor einigen Jahren kennen und lieben gelernt haben. Bevor Mutter zu uns gezogen ist, haben wir jede Gelegenheit genutzt, uns dort aufzuhalten. So ist dieser kleine Ort für uns inzwischen zu einer zweiten Heimat geworden.

Als wir endlich in unserer Ferienwohnung ankommen, packen wir gerade noch das Nötigste aus und fallen dann todmüde ins Bett. Unsere Erschöpfung ist so groß, dass wir fast den ganzen nächsten Tag verschlafen und nur für einen kleinen Spaziergang aus dem Haus gehen.

Am Abend rufe ich bei Charlotte an und frage nach, ob alles in Ordnung ist. «Macht euch keine Sorgen. Wir machen es uns richtig gemütlich. Wir waren heute Nachmittag spazieren. Willst du deine Mutter denn mal sprechen?», fragt sie mich, und ich bin doch ziemlich erstaunt, als ich Mutters Stimme am anderen Ende der Leitung höre. «Hallo, Mutter, wie geht es dir?» – «Super.» – «Habt ihr einen schönen Tag gehabt?» – «Super.» – «Oh, wie schön, denn hier regnet es in Strömen.» – «Super.» – «Na ja», sagt Charlotte, die mittlerweile den Telefonhörer wieder übernommen hat, «eben hat sie ein wenig mehr geredet. Aber es geht ihr richtig gut, und sie lacht viel.» – «Da bin ich beruhigt. Ich rufe morgen Abend wieder an.» – «Untersteh dich», wiegelt Charlotte resolut ab, «ihr sollt euch erholen! Was soll denn passieren? Wenn irgendetwas ist, sage ich schon Bescheid.» – «Ich danke dir. Also, dann bis bald», sage ich erleichtert und bin einmal mehr unendlich dankbar, dass wir Charlotte haben.

In den nächsten Tagen unternehmen Wolfgang und ich viele Spaziergänge, lesen und legen uns zwischendurch immer mal wieder am helllichten Tag zum Schlafen hin. Das Wetter bleibt unbeständig, und so tut uns die Ruhe ganz gut.

Anfang der zweiten Woche beschließen wir, endlich mal etwas Richtiges zu unternehmen, und fahren zum Achensee. Am späten Nachmittag machen wir uns auf den Rückweg und kehren in Kufstein in einem wunderschönen, alten Lokal ein, das ich von früher kenne und Wolfgang unbedingt einmal zeigen wollte. Die Küche ist wirklich unglaublich gut, und wir freuen uns sehr auf das Essen. Das Lokal ist richtig voll, und so müssen wir einige Zeit warten. Am Nebentisch sitzt ein älteres Ehepaar, mit dem wir ins Gespräch kommen. «Haben Sie schon die Nachrichten gehört?», fragt uns die Frau. «Nein, wir waren den ganzen Tag unterwegs», antworte ich. «Warum fragen Sie? Gibt es was Besonderes?» – «Wir haben es auch eben erst im Autoradio gehört. In New York hat es einen Terroranschlag gegeben. Da sind mehrere Flugzeuge abgestürzt, und zwei sind direkt ins World Trade Center geflogen.» Wir können es beide nicht glauben. Es erinnert uns an «Krieg der Welten» von Orson Welles. Die Radiohörer waren damals überzeugt, dass es sich bei dem Hörspiel um eine reale Nachrichtensendung handelte, die von der Landung der Marsmenschen berichtete, und gerieten in helle Aufregung. Wie wir kurze Zeit später selbst erfahren, handelt es sich an diesem 11. September 2001 leider nicht um Fiktion. Was uns verwundert: Niemand außer uns in dem vollen Lokal scheint irgendetwas davon mitgekriegt zu haben. Als die Kellnerin nach einer Weile unser Menü bringt, zuckt sie erstaunt mit den Schultern und schüttelt den Kopf. «Nein, wir haben noch nichts davon gehört. Aber ich kann kaum glauben, was Sie da erzählen.» – «So geht es uns allen», antworte ich. In diesem Moment wissen wir noch gar nichts Konkretes über das, was geschehen ist, und doch lässt uns der Gedanke daran nicht los.

Als wir wieder im Auto sitzen, schalten wir als Erstes das Radio ein; der Sprecher berichtet völlig außer sich über die Ereignisse. Es ist wahr, was die Leute da gehört haben!

Kaum in unserer Ferienwohnung angekommen, machen wir noch im Mantel sofort den Fernseher an und bleiben wie angewurzelt stehen beim Anblick dieser Bilder. Wir sind fassungslos. Nach einiger Zeit der Starre ziehen wir unsere Mäntel aus, ohne den Blick vom Fernseher zu wenden. Das Unfassbare rückt plötzlich so nahe in unsere bis dahin doch friedliche Welt. Wird es denn auch Auswirkungen auf unser eigenes Leben haben? Wolfgang ist schließlich Soldat und könnte jederzeit zum Einsatz gerufen werden. Ich spüre, wie eine bislang unbekannte Angst in mir hochkriecht.

Auch in den nächsten Tagen sind die Ereignisse von New York überall gegenwärtig. Keine Zeitung, kein Radio- oder Fernsehsender, der nicht ständig darüber berichtet. Die eigenen Probleme werden dagegen winzig klein. Am liebsten würde ich auf direktem Wege wieder nach Hause fahren, aber der Verstand sagt mir auch, dass wir den Urlaub dringend brauchen, um uns ein wenig zu erholen.

Und so bleiben wir und gestalten uns die Zeit so angenehm, wie es unter diesen Umständen möglich ist: mit Lesen, ausgedehnten Spaziergängen und erholsamen Aufenthalten auf der Fraueninsel im Chiemsee, zu der wir schon immer ein besonderes Verhältnis haben.

Es ist paradox. Das Leben hier ist so friedlich. Die Natur so unberührt. Krieg und Terror scheinen weit weg. Und doch sind sie seit ein paar Tagen in unseren Köpfen ständig präsent. Überall.

Ich rufe Jennifer an, und sie erzählt, dass sie sich eigentlich mit einer Freundin in der Innenstadt treffen wollte. Sie haben sich aber dagegen entschieden und wollen sich doch lieber zu Hause treffen. In Köln geht das Gerücht um, dass der Dom das nächste Ziel sei. Und außerdem sei es in der Innenstadt zu Ausschreitungen gegen Muslime gekommen. Sie haben Angst. Mein Gott, was geschieht hier? Wird es jemals wieder sein, wie es mal war? Welche Auswirkungen werden diese Anschläge noch mit sich bringen? Wird es wieder einen Krieg geben? Mir schießen so viele Gedanken durch den Kopf, das alles ist so wenig fassbar. Es bleibt nicht das einzige Unfassbare in dieser Zeit.

Am 19. September, also gerade mal acht Tage später, wollen wir morgens noch einige Kleinigkeiten einkaufen. Danach will ich zu Hause bei Mutter anrufen. Sie hat heute Geburtstag. Mit Jennifer haben wir in den letzten Tagen den Ablauf dieses Tages besprochen, denn es ist kaum zu glauben: Die entfernte Verwandte, die Mutter kurz nach deren Umzug wieder frühzeitig zurückgebracht und seither durch Abwesenheit geglänzt hat, hat sich doch tatsächlich mit ihrem Mann zu Mutters Geburtstag eingeladen. Als wenn sich nichts verändert hätte in unser aller Leben. So viel Ignoranz macht mich richtig wütend. Jennifer muss morgens bereits früh zur Arbeit und bereitet am Abend vorher eine Torte vor, damit Charlotte das nicht auch noch machen muss. Sie wird sich ja schon um die ihr fremden Gäste meiner Mutter kümmern und diese bewirten müssen, die sich ausgeruht und voller Erwartung an den gedeckten Tisch setzen werden. Doch wie Jennifer mir berichtet, nimmt es Charlotte gelassen.

Erst nachdem wir vom Einkauf zurück sind, rufe ich in Köln an, denn ich möchte Charlotte und Mutter nicht schon beim Frühstück überfallen. «Hallo, Charlotte, ich bin's, ist alles in Ordnung? Ich wollte Mutter zum Geburtstag gratulieren.» – «Deine Mutter ist im Badezimmer. Wir haben gerade gefrühstückt», sagt sie und klingt dabei ganz fremd und ernst. – «Charlotte, was ist los?», frage ich nun unruhig. «Hat dein Bruder dich denn noch nicht erreicht?» – «Nein, nun sag schon. Was ist passiert?» – «Petra ist heute Nacht gestorben. Er hat vor einer halben Stunde angerufen.» Ich habe das Gefühl, gegen eine Betonmauer zu rasen. Mein Kopf ist randvoll. Noch mehr passt da jetzt nicht hinein. Ich kann und will diese Nachricht nicht aufnehmen. Ich halte mich am Telefonhörer fest und kriege keinen Ton mehr heraus. Wolfgang, der in diesem Moment zur Tür hereinkommt, sieht mir sofort an, dass etwas passiert sein muss, und bleibt neben mir stehen.

Das Schweigen dauert eine ganze Weile. Am anderen Ende der Leitung höre ich Charlottes Atem. Ich versuche, mich zu fassen. «Weiß Mutter es schon?», stammele ich mit einem Kloß im Hals. «Ja, Karlheinz hat es ihr gesagt. Sie hat geweint. Jetzt ist sie aber im Badezimmer, und ich höre sie leise summen. Ich bin mir nicht sicher, ob sie es richtig verstanden hat.» Wieder betretenes Schweigen. «Dein Bruder hat versucht, euch zu erreichen.» – «Wir waren einkaufen», sage ich. Wären wir doch nur zu Hause geblieben! Als wenn das irgendetwas geändert hätte. «Charlotte, ich rufe später nochmal an, um Mutter zu gratulieren. Ich will erst mal versuchen, Karlheinz zu erreichen.» – «Ist gut, mein Kind», sagt sie mütterlich, «bis nachher.»

Ich lege den Hörer auf und schaue in Wolfgangs fragendes Gesicht. «Petra ist tot.» Mehr bekomme ich nicht heraus und heule hemmungslos drauflos. Wolfgang nimmt mich wortlos in den Arm. «Ich muss sofort Karlheinz anrufen. Und Jennifer.» Darauf war ich nicht vorbereitet. Keiner war es. Nicht jetzt. Nicht so schnell. Ich versuche krampfhaft, irgendeinen klaren

Gedanken zu fassen. Aber es gelingt mir nicht. Ein D-Zug rast durch meinen Kopf. Mir laufen die Tränen übers Gesicht. In meinen Ohren dröhnt es.

«Ich will unbedingt mit Karlheinz sprechen», sage ich nach einer Weile zu Wolfgang. «Ich habe Angst um ihn.» Zuerst versuche ich es beim ihm zu Hause. Niemand da. Auf dem Anrufbeantworter höre ich Petras Stimme, die mich freundlich auffordert, eine Nachricht zu hinterlassen. Jetzt kann ich mein Schluchzen überhaupt nicht mehr beherrschen. Mich schüttelt es regelrecht. Ich versuche mich so gut wie möglich zusammenzureißen. Ich will unbedingt mit meinem Bruder reden. Auf seinem Handy erreiche ich ihn auch nicht. Ich versuche es wieder und immer wieder. Endlich nimmt er ab. «Es tut mir so Leid, Karlheinz. Wie geht es dir? Können wir irgendetwas für dich tun?», falle ich gleich mit der Tür ins Haus. Keine Antwort. «Karlheinz. Es tut mir so unendlich Leid», wiederhole ich. «Ich bin nicht Karlheinz», sagt die Stimme. «Wie kommen Sie zu dem Handy von meinem Bruder? Ist ihm irgendetwas passiert?», die Angst schnürt mir den Hals zu, und ich höre, wie meine Stimme schrill wird. «Das ist nicht das Handy Ihres Bruders. Ich kenne Ihren Bruder nicht. Sicher haben Sie sich verwählt.» – «Warum sagen Sie das denn nicht gleich?», fahre ich den Fremden an und beende abrupt das Gespräch. Meine Hände zittern, als ich versuche, die richtige Nummer zu wählen. «Komm, ich mache das jetzt», sagt Wolfgang. Er nimmt mir sorgsam das Telefon aus der Hand. Ich bin heilfroh. Seine Ruhe tut mir in diesem Moment einmal mehr sehr gut. Karlheinz meldet sich noch immer nicht, und Wolfgang hat große Mühe, mich zu beruhigen. Wir beschließen, Jennifer anzurufen. Sie meldet sich, Gott sei Dank, bereits nach dem ersten Klingelton. Ich bin erleichtert, ihre Stimme zu hören. «Ich weiß schon Bescheid», sagt sie bedrückt. «Charlotte hat es mir gesagt. Ich kann es gar nicht glauben.» Ich erzähle ihr von den vergeblichen Versuchen, meinen Bruder zu erreichen, und dabei fällt mir ein, dass sich ja heute auch noch Besuch zu Mutters Geburtstag eingeladen hat. Ich rufe dort an und sage ab, ist mein nächster Gedanke. Jennifer und ich verabreden, dass ich mich im Laufe des Tages noch einmal bei ihr melden werde. Ich muss endlich meinen Bruder erreichen. Nach mehreren erneut fehlgeschlagenen Versuchen steigt meine Nervosität ins Unerträgliche. Ich habe Angst, dass er sich was angetan haben könnte. Meine Phantasie geht mit mir durch. Ich traue ihm das eigentlich nicht zu. Er ist nicht der Typ dazu. Aber warum meldet er sich nicht?

Um wenigstens irgendetwas zu tun, rufe ich noch einmal bei Charlotte an. Mutter hat es wohl doch irgendwie verstanden, dass mit Petra etwas passiert ist. «Sie schüttelt ständig den Kopf», sagt Charlotte. «Gib sie mir doch bitte mal ans Telefon. Ich will ihr wenigstens zum Geburtstag gratulieren.» Nach einem leisen Knacken: «Hallo, Mutter. Ich wünsche dir alles Liebe zum Geburtstag.» Ich rede mit ihr wie mit einem ganz kleinen Kind. «Ja, ja», antwortet sie leise. «Jennifer hat eine schöne Torte für dich gemacht. Die könnt ihr heute Nachmittag dann zusammen essen», fällt mir nichts Besseres ein, denn ich will nicht auf das Thema Petra eingehen. «Ja. Jennifer kommt», wiederholt sie meine Worte. Ich höre ein Rascheln und Trappeln. «Hallo, hallo», rufe ich, und einen Augenblick später höre ich Charlotte, die mir bestätigt, dass Mutter den Hörer einfach neben das Telefon gelegt und den Raum verlassen hat. «Deine Verwandten haben auch eben angerufen, um Mutter zu gratulieren und zu fragen, ob das mit heute Nachmittag in Ordnung geht. Ich habe ihnen gesagt, was passiert ist. Sie sind allerdings der Meinung, dass sie trotzdem kommen wollten. Das könnten sie deiner Mutter doch nicht antun, deswegen nicht zu kommen», erzählt sie mir. «Das glaube ich jetzt nicht», mir bleibt die Luft weg bei so viel Dreistigkeit. «Was sollte ich machen?», fährt Charlotte weiter fort. «Ich kann es ihnen ja schließlich nicht verbieten. Es ist doch der Geburtstag deiner Mutter.» Ich kann nicht begreifen, was sie mir gerade gesagt hat. «Mach dir mal keine Sorgen. Ich habe damit kein Problem. Und vielleicht ist es ja ganz gut so für deine Mutter», beruhigt sie mich. Charlotte ist wirklich eine Seele von Mensch. «Wie du meinst. Ich jedenfalls finde es geschmacklos. Die kommen doch nicht wegen Mutter, sondern weil es für sie immer schon so war, sich auf Mutters Geburtstag einzuladen. Und sicherlich sind sie auch neugierig auf dich. Denn dich kennen sie ja noch nicht», sage ich und bin froh, dass Charlotte so ruhig dabei bleibt. «Hast du deinen Bruder erreicht?» – «Nein. Immer noch nicht. Aber das will ich gleich nochmal versuchen. Ich melde mich dann später bei euch. Sollte sich Karlheinz bei dir melden, sag ihm doch bitte, dass er mich anrufen soll. Ich mache mir solche Sorgen um ihn. Ich habe richtig Angst.» – «Ich glaube, das brauchst du nicht. Er hörte sich sehr gefasst an heute Morgen. Aber auch sehr erschöpft. Vielleicht schläft er ja nur.»

Wir legen auf, und ich wähle zum x-ten Mal die Handy-Nummer meines Bruders. Endlich habe ich Erfolg. «Hallo, Karlheinz. Ich bin's. Ich habe es schon gehört und sofort versucht, dich zu erreichen», falle ich über ihn her. «Ich war noch in der Klinik, um die Formalitäten zu erledigen.» Seine Stimme klingt fremd und kraftlos. Plötzlich weint er heftig. Wie gerne wäre ich jetzt bei ihm! Als er sich wieder fasst, erzählt er von Petras Tod. Er war bei ihr. Wie in den ganzen vergangenen Tagen. Er erzählt, was alles passiert ist. Er wollte uns nicht damit belasten, weil wir unseren Urlaub ja dringend nötig hatten. Deshalb hat er sich auch zwischendurch nicht bei uns gemeldet. «Das spielt doch keine Rolle. Das ist doch schließlich was anderes», sage ich. «Ich möchte dir gerne zur Seite stehen.» – «Ich krieg das schon hin», sagt er noch, und dann heulen wir beide am Telefon. «Wir fahren jetzt sowieso nach Hause. Du glaubst doch nicht, dass wir jetzt noch hier bleiben wollen. Wir kommen morgen zu dir. Und außerdem liegt es ja fast auf dem Weg.» – «Ich würde mich freuen», sagt mein Bruder noch leise, bevor wir uns verabschieden.

Am Nachmittag fahren wir noch einmal zur Fraueninsel. Es hat den ganzen Tag genieselt, deshalb ist kaum jemand zu sehen. Wir brauchen diese Ruhe jetzt. In der Kirche, die zum Kloster gehört, sind wir ganz alleine, als wir hinter dem Hauptaltar in einer Nische Platz nehmen. Dieser kleine Raum ist der heiligen Irmingard geweiht. Wie oft habe ich Petra davon erzählt. Jedes Mal, wenn wir hier sind, zünde ich Kerzen an und bete. Ich habe auch immer Kerzen mit nach Hause genommen und zwischenzeitlich angezündet. Petra hatte ich auch einige geschickt. Ich brauche solche Rituale, um nicht ganz aus dem Ruder zu laufen. Jetzt sitze ich hier und kann noch nicht einmal beten. Zu stark ist der Schmerz in mir. Nur weinen kann ich, in Gedanken an einen liebenswerten Menschen.

Am nächsten Morgen fahren wir vom Chiemsee in Richtung Stuttgart, wo wir mit Karlheinz gegen elf Uhr verabredet sind. Als er uns die Tür öffnet, fallen wir uns schweigend in die Arme. Mein Bruder erzählt uns noch einmal von den Vorkommnissen der vergangenen Tage, und wir besprechen den von ihm geplanten Ablauf der Trauerfeier, die bereits in vier Tagen, am kommenden Montag, sein soll. Die eigentliche Urnenbeisetzung wird erst einige Wochen später stattfinden.

Nach ein paar Stunden verabschieden wir uns, denn wir haben noch eine lange Fahrt vor uns.

Zu Hause angekommen, sitzen wir mit Jennifer und Charlotte zusammen, um nochmals über alles zu reden und schnellstmöglich die Vorbereitungen für den kommenden Montag zu treffen. Für uns ist klar, dass wir Mutter trotz aller Unberechenbarkeit zum Begräbnis ihrer einzigen Schwiegertochter mitnehmen.

Als ich im Schrank nach Trauerkleidung für Mutter suche, hängt nichts mehr auf den Bügeln. Sie hat wieder alles runtergenommen, fest zusammengedreht und ganz hinten auf dem Schrankboden in einer Ecke aufeinander getürmt.

Noch rechtzeitig, bevor ich die Kleidung in die Reinigung bringe, komme ich auf den Gedanken, eine Anprobe mit Mutter zu machen. Seit Beginn der Krankheit hatte sie zwar zugenommen, jetzt scheint es aber eher so, als ob sie wieder schlanker geworden ist. Worauf man alles achten muss! Wir haben Glück. Hose, Blazer und die schwarzweiße Bluse passen ihr noch recht gut. Doch die dunklen Sachen gefallen ihr nicht. So erkläre ich ihr ein weiteres Mal, warum wir gerade diese Kleidungsstücke ausgesucht haben, bringe alles zur Schnellreinigung, mache auf dem Rückweg noch einen Friseurtermin für Mutter aus, vergesse nicht, darauf hinzuweisen, dass sie krank ist, und gerate glücklicherweise an eine freundliche Friseurin, die sagt, das sei kein Problem und ich solle mir darüber keine Gedanken machen. Im Eilschritt laufe ich wieder nach Hause.

Es ist Freitagnachmittag, und wir haben bis zur Trauerfeier zu Petras Gedenken am Montag noch viel zu tun. Ich habe genau geplant, damit ich alles unter einen Hut bekomme. Die größte Schwierigkeit dabei ist wieder einmal das Nichtverstehen von Mutter. Sie weiß nicht, warum ich so angeschlagen bin, sie weiß nicht, dass ich unter enormer Anspannung stehe, und vor allem darf ich in ihrer Gegenwart nicht hektisch werden, sonst funktioniert überhaupt nichts mehr.

Am Samstag bringe ich sie zur vereinbarten Zeit zum Friseur, der etwa zehn Minuten Fußweg entfernt ist. Mit Mutter zusammen brauche ich mehr als das Doppelte an Zeit. Das zerrt ganz schön an den Nerven und macht mich wütend. Egal, welche Belastung für mich selbst besteht, ihre Bedürfnisse stehen ständig im Vordergrund.

Sonntagabend ist schließlich alles gepackt und reisefertig.

Mutter lässt sich auch noch zu einer Dusche überreden, und wir gehen alle rechtzeitig zu Bett. Obwohl ich hundemüde bin, kann ich nicht richtig schlafen, so aufgedreht bin ich gleichzeitig. Allein der Gedanke daran, Mutter morgen früh ohne Hektik zurechtzumachen und pünktlich zur Abfahrt fertig zu sein, lässt meine Pulsfrequenz nach oben schnellen.

Um fünf Uhr klingelt der Wecker. Eine halbe Stunde später wecke ich Mutter und hole sie zu uns, nachdem sie mit meiner Hilfe in ihrem Badezimmer fertig ist. Wir frühstücken alle zusammen in Ruhe und fahren dann gegen sieben los in Richtung Stuttgart. Mutter und Jennifer sitzen hinten im Wagen. Mutter scheint sich nicht wohl zu fühlen. Sie kann dem Ablauf auf der Autobahn nicht richtig folgen. Man merkt ihr an, dass sie Angst hat, besonders wenn wir in den Baustellen nahe an den LKWs vorbeifahren.

Nach zwei Stunden halten wir an einer Raststätte an, dort bessert sich dann auch schlagartig Mutters Stimmung. Sie wirkt richtig erleichtert. Leider können wir es ihr nicht ersparen, dass wir weiterfahren. Den größten Teil der restlichen Strecke verschläft sie jedoch.

Im Hotel angekommen, bleibt noch genügend Zeit, auf unsere Zimmer zu gehen und uns umzuziehen. Mutter ist friedlich, macht aber nicht den Eindruck, dass sie tatsächlich weiß, warum wir eigentlich hier sind. Als wir vor dem Friedhof ankommen, steht Mutter leise summend zwischen Jennifer und mir auf dem Bürgersteig, während Wolfgang noch einen Parkplatz sucht.

Mehr und mehr Menschen in Trauerkleidung gehen an uns vorbei. Ich komme mir richtig verloren vor. Mutter schaut fröhlich die uns entgegenkommenden Menschen an. «Kommen die alle zu Petras Trauerfeier?», frage ich leise Jennifer. «Das ist ja Wahnsinn.» Immer mehr Menschen versammeln sich. Und endlich sehe ich auch in der Ferne meinen Bruder. Er kommt gebeugt auf uns zu, und als Mutter ihn erkennt, ruft sie laut: «Super, da bist du ja.» Und fällt ihm um den Hals.

Karlheinz begrüßt uns kurz. Er sieht übermüdet aus. «Geht doch schon mal da rüber, ich komme gleich zu euch. Ich muss noch einige Leute begrüßen.» Die vielen Menschen sind tatsächlich gekommen, um Petra die letzte Ehre zu erweisen. Ich gehe mit Mutter in Richtung Trauerhalle, während Jennifer auf Wolfgang wartet. Bewusst bleibe ich mit ihr am Rand stehen, denn ich fürchte, dass sie die Situation nicht richtig einschätzen kann. Zwei Frauen mittleren Alters kommen auf uns zu und begrüßen zuerst Mutter und dann mich. Sie sprechen sie mit Namen an und fragen mich, ob ich die Schwester von Karlheinz sei. Sie haben Mutter bei einem ihrer Besuche bei Karlheinz und Petra kennen gelernt. Mutter strahlt, gestikuliert und gibt ihre Kommentare in Form von «ja, ja» und «super» ab. Sie glaubt wahrscheinlich tatsächlich, dass wir uns auf einem Empfang, möglicherweise ihr zu Ehren, befinden.

Mir ist Mutters Verhalten mehr als peinlich, und in einem günstigen Augenblick gelingt es mir, die beiden Frauen über Mutters Krankheit aufzuklären.

Während wir vor der Trauerhalle warten, muss ich mich sehr bemühen, nicht die Fassung zu verlieren. Zum einen trauere ich sehr um meine Schwägerin, zum anderen habe ich einmal mehr mit Mutters Verhalten zu kämpfen. Ihre Gestik und Mimik wandeln sich von einem Moment zum anderen. Entweder lacht sie und winkt den anwesenden Menschen zu, oder sie schüttelt weinend den Kopf, wenn man auf sie zutritt, um zu kondolieren. Am liebsten würde ich sie irgendwo verstecken. Denn auch hier ist wieder zu spüren, dass Fremde mit Mutters Verhalten überhaupt nichts anzufangen wissen und größtenteils recht irritiert sind.

Endlich ist es an der Zeit, die Trauerhalle zu betreten, in der mein Bruder eine sehr bewegende Trauerfeier vorbereitet hat.

Etwas über 100 Gäste füllen nach und nach die mit Blumen über und über geschmückte Halle. Im Hintergrund ist leise italienische Musik zu hören. Es ist die Lieblingsmusik der beiden. Sie haben sie von ihrer letzten gemeinsamen Reise vor wenigen Wochen mitgebracht. Vor dem aufgebahrten Sarg steht ein großes Foto, auf dem Petra uns lächelnd ansieht. Ich habe große Mühe, Haltung zu bewahren.

Wolfgang, ich, Mutter, Jennifer und Karlheinz – in dieser Reihenfolge nehmen wir in der ersten Reihe Platz. Wir fünf sind Petras Familie. Mutter schaut interessiert in die Runde. Dreht sich um und nickt den Leuten in der Reihe hinter uns freundlich zu. Woher mein Bruder die Kraft nimmt, die Rede im Angedenken an seine Frau zu halten, weiß ich nicht. Er bewahrt eine bewundernswerte Haltung und endet mit dem bewegenden Satz: «Ich habe sie nicht verloren. Sie ist mir genommen worden.» Er nimmt Abschied von der großen Liebe seines Lebens. Er dankt ihr mit dieser außergewöhnlichen Feier auf einzigartige Weise für die gemeinsame Vergangenheit. Unsere kleine Familie hat einen wertvollen Menschen verloren.

Am Nachmittag nach der Feier findet noch ein Beisammensein in einem gemütlichen Lokal statt. Ich bin bemüht, mit Mutter an einem der äußeren Tische Platz zu nehmen. Ich mag nicht jedem erklären müssen, warum sie sich so verhält. Das klappt auch ganz gut so. Jennifer und Wolfgang sitzen an den beiden äußeren Seiten, uns gegenüber die beiden Frauen, denen ich noch auf dem Friedhof erklären konnte, dass Mutter krank ist. So überstehen wir die kommenden beiden Stunden mehr schlecht als recht, bis wir alle fünf gemeinsam in die Wohnung von Karlheinz und Petra fahren. Es ist so bedrückend, als wir zusammen das Penthouse betreten und uns keine Petra mehr entgegenkommt. Sie wird uns nie mehr mit ihrer fröhlichen Art und ihrem leicht schwäbischen Akzent willkommen heißen. Am liebsten würde ich jetzt losheulen, aber ich reiße mich zusammen. Mutter schlendert durch die Wohnung, als wenn sie das alles nichts anginge.

Als wir alle im Wohnzimmer zusammensitzen, rennt sie unruhig von einem Fenster zum anderen und «bewundert» die Aussicht. Wir hingegen lassen noch einmal den Tag und die letzten Wochen Revue passieren. Sogar das Video ihrer letzten gemeinsamen Reise schauen wir uns an. Es ist für uns alle sehr wichtig. Wir nehmen Abschied. Meiner Mutter scheint die Situation nicht zu behagen. Entweder, weil sie nicht versteht, um was es geht, oder weil ihr niemand ausreichend Beachtung schenkt. Sie posiert in dem großen Sessel und hält ihr Gesicht demonstrativ in die Abendsonne, als wenn sie irgendwo am Strand ein Sonnenbad nehmen würde. Ihre Ausrufe des Entzückens über die Aussicht werden immer lauter. Uns geht diese Egozentrik und Wichtigtuerei nur schrecklich auf die Nerven. In einem Moment habe ich den Eindruck, dass mein Bruder sie gleich raus auf die Veranda setzen wird. Wir kennen dieses Verhalten von ihr zwar aus den vergangenen Monaten, denn es taucht immer öfter auf. Aber dieses Mal will keiner von uns vieren auf sie eingehen.

Am frühen Abend fährt mein Bruder mit uns zusammen ins Hotel, in dem wir im Restaurant gemeinsam zu Abend essen wollen. Keiner von uns hat nach diesem ergreifenden Tag Appetit. Keiner? Doch, eine schon: Mutter. Sie genießt ihr Essen richtig und mit wortwörtlich allen «Sinnen». Denn sie versucht immer wieder, mit bloßen Fingern das vor ihr stehende Essen zu sich zu nehmen. Sie macht uns zunehmend nervös mit ihrem Verhalten, nicht nur, weil wir unterdessen zum Mittelpunkt des gesamten Restaurants werden, sondern auch, weil wir alle geschafft sind von den Ereignissen der letzten Tage.

Jennifer beschließt gegen 22 Uhr, zu Bett zu gehen, und da sie zusammen mit Mutter ein Zimmer bewohnt, geht diese Gott sei Dank mit ihr. Mutter ist in dieser Situation einfach unerträglich und kein bisschen einfühlsam. Auch wenn sie vielleicht gar nichts dafür kann – aber zu diesem Zeitpunkt habe ich immer mal wieder das Gefühl, dass sie das extra macht. Hauptsache, so scheint es, sie steht im Mittelpunkt.

Viele Monate später und mit besseren Kenntnissen über Alzheimer ist alles erklärbar und nachvollziehbar, aber nicht in diesem Moment.

Bis nachts um eins sitzen wir drei noch zusammen und erzählen. Wir überlegen auch, wie es mit Mutter weitergehen soll, wenn die Krankheit weiter um sich greifen wird. Selbst über eine eventuell erforderlich werdende Heimunterbringung sind wir uns einig. Es ist ein Abend mit tiefgehenden emotionalen Gesprächen. Mein Bruder und ich sind uns so nah wie nie, und zusammen mit Wolfgang ergibt sich trotz des traurigen Anlasses ein starkes familiäres Zusammengehörigkeitsgefühl.

Am nächsten Morgen klopft Jennifer bereits früh an unsere Tür. Sie ist ganz blass. Ihre Mandeln sind stark entzündet, und Mutter hat sie die ganze Nacht nicht in Ruhe gelassen. Sie wollte sich nicht ausziehen, hat sich komplett angezogen ins Bett gelegt, ständig mit ihrem Schmuck geklimpert und vor sich hin geplappert. Mutter sei völlig orientierungslos und wisse nicht, wo sie ist. Jennifer ist der Situation allein nicht mehr gewachsen und bittet mich, mitzukommen. Als ich das Zimmer der beiden betrete, steht Mutter vor dem Spiegel und kämmt sich die Haare. Sie trägt tatsächlich noch das gleiche schwarze Kostüm vom Vortag. Erst nach längerem Überreden ist sie endlich bereit, das Kostüm auszuziehen, sich mit meiner Hilfe zu waschen und frische Wäsche anzuziehen.

Zwei Stunden später sitzen wir alle zusammen am Tisch beim Frühstück. Mein Bruder erzählt von Petras Wunsch, eingeäschert zu werden, und was dafür noch getan und erledigt werden muss. Wir vermissen sie sehr. Es herrscht eine eigenartige Stimmung. Mutter jedoch scheint das alles nicht sonderlich zu interessieren. Sie versucht sich, wie so oft, mit allen Mitteln in den Vordergrund zu drängen, indem sie auf eine Mücke an der Wand zeigt. Als keiner reagiert, wird sie immer lauter, bis sie aufsteht und mit lautem Klatsch die Mücke an der Wand erschlägt. Wir alle schauen uns wie vom Donner gerührt an und brechen dann in Lachen aus. Mutter scheint zufrieden, sie hat erreicht, was ihr wichtig war. Und von uns fällt die Anspannung vorübergehend ein wenig ab.

Gegen halb zwölf Uhr brechen wir langsam auf. Wir haben noch einen langen Heimweg vor uns. Kurz nachdem wir auf der Autobahn sind, schlafen Jennifer und ihre Oma friedlich auf den Rücksitzen. Sie haben nach der letzten Nacht einiges nachzuholen.

Der Verkehr fließt ruhig, und Wolfgang und ich hängen unseren Gedanken nach, als Wolfgangs Handy klingelt. Ich nehme das Gespräch entgegen. Es ist ein dienstlicher Anruf. Ich richte dem Kollegen aus, dass Wolfgang zurückruft, sobald wir einen Parkplatz angesteuert haben.

Als wir dort ankommen, ist Mutter mittlerweile wach geworden und will aussteigen. Ich halte sie zurück, denn ich möchte verhindern, dass sie Jennifer aufweckt. Leider vergeblich. Wolfgang ruft unterdessen in seiner Dienststelle zurück, und ich kann seinem Kommentar entnehmen, dass es nichts Gutes verheißt. Es geht um einen sechsmonatigen Auslandseinsatz, beginnend mit dem 1. Oktober. Also in fünf Tagen! Mir wird schlecht. Was passiert denn noch alles? Es reicht. Jennifer schaut recht verängstigt drein. «Was hat das zu bedeuten?», will ich von Wolfgang wissen, nachdem er aufgelegt hat. «Lass uns erst einmal nach Hause fahren, es ist noch nicht das letzte Wort gesprochen in dieser Angelegenheit», sagt er ernst. Aber ich habe trotzdem Angst. Schweigend fahren wir weiter. Es hat angefangen, sehr stark zu regnen. Alle sind bedrückt. Nur Mutter schaut leise summend und sehr interessiert auf die vorbeifliegende Landschaft. Sie ist die Einzige, der alle Veränderungen nichts auszumachen scheinen.

Endlich kommen wir zu Hause an und werden auch schon von Charlotte erwartet. Sie ist extra gekommen, um uns zu begrüßen. Wir freuen uns alle, sie zu sehen. Nur Mutter flüstert: «Blöde Kuh.» Jennifer hat es auch gehört. Wir können jedoch mit dieser Äußerung erst einmal nichts anfangen.

Mutter scheint jedenfalls nichtsdestotrotz froh zu sein, dass sie wieder zu Hause ist, und verschwindet sogleich im Schlafzimmer, um sich ihrem Schrank zu widmen. So bleibt mir ein wenig Zeit, Charlotte von den Trauerfeierlichkeiten und auch Mutters Verhalten zu erzählen. «Wir hätten sie besser gar nicht mitgenommen. Das wäre leichter für uns alle gewesen», sage ich zu Charlotte. «Eure Verwandte hat hier angerufen an dem Morgen, als ihr abgefahren seid, und nachgefragt, ob ihr Mutter auch bestimmt mitgenommen habt. Sie würde euch glatt zutrauen, sie hier zu lassen.» – «Irgendwann erwürge ich dieses alte Lästermaul», entfährt es mir wütend. «Was weiß die denn schon, wie anstrengend die letzten Monate waren. Die soll doch erst einmal den Mist vor ihrer eigenen Türe beseitigen», bricht es aus mir heraus. Ich bin richtig in Rage. «Reg dich doch nicht auf. Du weißt doch, die Dummen sterben nicht aus», versucht Charlotte, mich zu beruhigen. «Ja, leider», antworte ich.

Währenddessen telefoniert Wolfgang noch einmal mit seiner Dienststelle. Nach einigem Hin und Her ist klar, dass er nicht in den Auslandseinsatz gehen wird. Ich bin sehr erleichtert und spüre, wie mir die Tränen kommen. Die letzten Monate haben ihre Spuren hinterlassen. Ich bin nicht mehr so belastbar wie früher, stelle ich für mich selbst fest. Und mit Petra und Wolfgangs bestem Freund Josef sind innerhalb kürzester Zeit auch noch gleich zwei Menschen gestorben, die uns sehr nahe standen.

Ich mache mir Sorgen um Karlheinz. Er funktioniert nur noch. Er macht, was gemacht werden muss. Vielleicht ist es ja seine Art, mit der Trauer umzugehen. Er verbringt seine Tage damit, die vielen Formalitäten für Petras Bestattung zu regeln. Leider kann der Termin für die Einäscherung und damit die Beisetzung erst in einigen Wochen stattfinden. Ich finde es furchtbar, so lange darauf warten zu müssen, und bin traurig, dass Karlheinz damit alleine ist. Es tut mir so Leid, dass er so weit weg ist und wir nicht bei ihm sein können.

Um das auszugleichen, telefonieren wir häufiger. Wir reden und reden. Wir sprechen über unsere Eltern, unsere Kindheit und viele Begebenheiten aus der Vergangenheit: wie unsere Mutter unseren Vater kennen lernte, der zu einer vermögenden Familie gehörte und der sich mit der Entscheidung, Mutter zu heiraten, über einige Konventionen hinwegsetzte. Wie es uns in dem von Vater gebauten Haus, in dem auch Großmutter und Großvater lebten, an nichts fehlte. Wir erinnern uns gemeinsam an das große Haus mit dem riesigen, wunderschön angelegten Garten. Mehrmals im Jahr fanden im Haus zu den unterschiedlichsten Anlässen große Feste statt, die keinen Wunsch offen ließen. Und alle kamen.

Ich spreche mit Karlheinz auch darüber, wie Mutter auf einmal mit 55 Jahren meinte, noch einmal durchstarten zu müssen. Wie wir es empfanden, dass sie sich von unserem Vater trennte, in einen anderen Ort knapp zehn Kilometer entfernt zog und mehr denn je auf Reisen ging. Ein Jahr später einigten sich meine Eltern, das Haus zu verkaufen. Sie ließen sich jedoch nie scheiden, und als mein Vater schwer erkrankte, kümmerte sich Mutter bis zu seinem Tod um ihn.

Karlheinz und ich kommen uns durch diese Gespräche näher. Das ist das einzig Positive an der ganzen Sache. Aber egal, worüber wir auch reden, zum Schluss ist immer Mutter ein Thema. Sie steht nach wie vor im Mittelpunkt. Egal, wie. Auch wenn sie jetzt wirklich nichts dafür kann.

Noch arbeite ich weiterhin als Assistentin in der gleichen Medienfirma. Zu meinen Aufgaben gehört es unter anderem, die Vertragsverhandlungen mit unterschiedlichen Kunden, vorwiegend Fernsehsendern, zu führen. Dabei ist es natürlich erforderlich, sehr konzentriert zu arbeiten, da es in diesen Vertragsabschlüssen auch immer um größere Summen geht und bei eventuellen Unstimmigkeiten auf diese getroffenen Vereinbarungen zurückgegriffen würde. Ich kann mir also keine Unachtsamkeiten erlauben. Im Laufe der Zeit stelle ich aber immer häufiger fest, dass ich ziemliche Probleme mit der Konzentration während der Verhandlungen und auch später beim Ausarbeiten der Verträge habe. Ich kann mir meine Arbeitszeit frei einteilen und versuche, durch deren Umstellung dem Problem Herr zu werden. Immer häufiger aber nehme ich die Arbeit mit nach Hause, um dann, wie ich mir einrede, «in Ruhe» das Ganze durchzuarbeiten. Und immer häufiger spüre ich, dass mir die Arbeit über den Kopf wächst, da ich meine Termine nicht mehr so koordinieren kann wie bisher. Wenn ich gegen zehn Uhr im Büro sein will, muss ich dementsprechend früh aufstehen, um Mutter ohne Hektik versorgen zu können. Wenn sie auch nur im Ansatz spürt, dass ich nervös bin oder unter Zeitdruck stehe, funktioniert überhaupt nichts mehr.

Jeder, der weiß, welchen Druck eine solche Situation ausübt, kann sich vorstellen, dass ich nach und nach dazu übergehe, meine berufliche Arbeit zu reduzieren. Zu meinem größten Bedauern, denn ich mache diesen Job wirklich sehr gerne. So lange wie nur irgend möglich versuche ich den täglichen Spagat zwischen all den Verpflichtungen. Mutters Versorgung nimmt mittlerweile den größten Teil des Tages in Anspruch. Den zweiten Teil besetzt der Beruf, den nächsten unser eigener Haushalt und der immer noch nicht abgeschlossene Umbau der Wohnung. Vom Aufstellen und Einräumen der eigenen Möbel ganz zu schweigen. Ganz zum Schluss ist dann irgendwo noch ein Quäntchen Zeit für meine Familie. Für mich selbst bleibt eigentlich gar nichts mehr übrig. Aber ich möchte meinen Beruf nicht aufgeben. Und bis jetzt funktioniert ja alles noch ohne Fehler. Wie schlecht es mir bereits geht, sehe ich nicht.

Kapitel 5 – Die Lage spitzt sich zu oder Die Entmündigung

Eines Morgens werde ich wach und habe rasende Kopfschmerzen. Jedes Knöchelchen und jedes Härchen tun mir weh. «Bloß jetzt nicht auch noch krank werden», denke ich, während ich mich mehr schlecht als recht aus dem Bett quäle. Jedem anderen hätte ich gesagt, dass ein solcher Zustand schließlich kein Wunder sei bei dieser ständigen Überbelastung.

Ich ziehe mich an und mache Mutter das Frühstück. Während sie am Tisch sitzt und ihren Kaffee schlürft, bricht mir der Schweiß aus. Ich friere und klappere mit den Zähnen. Schüttelfrost. Ich stelle Mutter schnell noch ein Glas Saft zu ihrem Frühstück und beeile mich, wieder zurück ins Bett zu kommen. Mein Gott, ist mir elend. Mich hat es in der Tat richtig erwischt. Trotzdem habe ich keine Ruhe, während ich im Bett liege, weil Mutter alleine ist. Ich will ihr aber nicht zu nahe kommen, damit ich sie nicht auch noch anstecke. Trotzdem stehe ich eine Stunde später wieder auf, um nach ihr zu sehen. Mir zittern die Knie. Mutter steht in ihrem Wohnzimmer am Fenster und schaut hinaus. Sie bemerkt mich nicht. Als ich sie anspreche, dreht sie sich zu mir um, blickt mich prüfend an und fragt: «Bist du krank?» Habe ich bereits Halluzinationen? Sie spricht ganz normal. «Ja, Mutter, ich glaube, ich habe mich erkältet», antworte ich. «Es geht mir gar nicht gut.» – «Du musst dich hinlegen», sagt sie, und ich kann gar nicht glauben, was hier gerade passiert. «Ja, das will ich auch. Brauchst du noch irgendetwas?» – «Nein, danke.» Sie dreht sich wieder um und schaut aus dem Fenster. Sie hat sogar ihr Frühstücksgeschirr alleine in die Küche gebracht. Ich stelle ihr noch etwas zu trinken hin und schalte das Radio an. Um sicherzugehen, sage ich ihr noch einmal, dass ich mich wieder hinlegen will. «Ja, ja», antwortet sie erneut und ohne sich umzudrehen.

Ich bin froh, als der Rest der Familie nach Hause kommt, damit ich endlich mal richtig liegen bleiben kann. Solch eine heftige Erkältung habe ich schon lange nicht mehr gehabt. Und als wenn das noch nicht genug wäre, bekomme ich zu alledem noch einmal einen richtigen Malariaschub. Vor über zwanzig Jahren habe ich mir diese Krankheit eingefangen. Die Abstände der Schübe sind aber in den letzten Jahren immer größer geworden, und ich habe sie auch nicht im Geringsten vermisst.

Das Fieber schüttelt mich, und es geht mir richtig dreckig. Ich habe nicht die Kraft gegenzuhalten. Alles um mich herum versinkt im Fieberwahn.

Als ich wieder geradeaus denken kann, sind zwei Tage vergangen. Wolfgang hat Charlotte noch einmal um Hilfe gebeten, damit Mutters Versorgung tagsüber gesichert ist. Abends kümmern sich Jennifer und Wolfgang um sie. Mit noch ziemlich wackeligen Beinen versuche ich aufzustehen. Ich mag nicht mehr im Bett liegen. Aber allein der Gang durch die Wohnung treibt mir den Schweiß auf die Stirn. Ich bin froh, als ich mich wieder hinlegen kann.

Zwei Tage später ist es Wolfgang, Jennifer und Charlotte gelungen, mich zu überreden, mich noch einmal untersuchen zu lassen. Der Arzt, den ich nun schon einige Jahre kenne, diagnostiziert überflüssigerweise auch noch eine beginnende Lungenentzündung. Dieses Mal habe ich aber richtig zugelangt. Dr. Kurz weist mich eindringlich darauf hin, mich zu schonen. Als ob ich das nicht selbst wüsste. «Pflegen Sie Ihre Mutter noch immer zu Hause?», fragt er mit ernstem Gesicht.

«Ja, klar. Das geht schon. Wir haben das ganz gut im Griff», antworte ich und bin von dem, was ich da gerade sage, auch überzeugt. Für den Arzt klingt es jedoch nicht besonders glaubwürdig. «Sie müssen besser für sich selbst sorgen. Sie haben auch ganz schön abgenommen, seit ich Sie das letzte Mal gesehen habe.» – «Na, das ist ja wohl nicht weiter schlimm», versuche ich zu scherzen. Aber im Grunde stimmt es mich schon nachdenklich, was er gesagt hat. Ich habe das Gefühl, meiner eigenen Grenze ein wenig zu nahe gekommen zu sein. Aber das behalte ich erst einmal für mich. Jeder kann mal krank werden. Das darf man nicht überbewerten, rede ich mir ein.

Die nächsten Tage muss ich allerdings noch langsam machen. Ich bin sofort nass geschwitzt, wenn ich mal für eine Stunde auf den Beinen bin. Im Bett habe ich Zeit, über das eine oder andere nachzudenken. Es fällt mir schwer, aber ich werde meinen Beruf aufgeben müssen. So geht das auf Dauer nicht weiter. Ohne Charlottes Unterstützung hätte es schon viel früher nicht mehr geklappt.

Abends erzähle ich Wolfgang von meinen Überlegungen. «Das denke ich schon längere Zeit. Deine Mutter zu pflegen und zu arbeiten – das ist einfach zu viel. Aber ich wollte dir das so nicht sagen», antwortet er. «Vielleicht kann ich ja mal hin und wieder aushelfen. Dann bin ich wenigstens nicht ganz weg», versuche ich mich selbst zu trösten. Selbst in diesem Moment kommen wir nicht auf den Gedanken, dass die Heimunterbringung auch eine Alternative sein könnte.

Als es mir ein wenig besser geht, kündige ich schweren Herzens meinen Job. Mein Chef, der über die Hintergründe während der letzten Wochen ständig informiert war, bedauert diesen Schritt sehr. Alle Überlegungen, eine andere Lösung zu finden, scheitern jedoch. So kommt mein letzter Arbeitstag, und ich bin traurig, als ich nachmittags das Büro verlasse. Bedingt durch die räumliche Nähe zwischen unserem Zuhause und der Arbeitsstelle war es mir wahrscheinlich überhaupt möglich, alles so lange unter einen Hut zu bringen. Bei einem größeren Anfahrtsweg hätte ich viel früher aufgeben müssen.

Zu Hause schaue ich als Erstes bei Mutter rein. Charlotte ist bei ihr. Die beiden sitzen friedlich am Tisch und trinken Kaffee. Ich bin sehr froh darüber, denn in letzter Zeit schimpft Mutter zunehmend grundlos über Charlotte. Leise habe ich sie immer wieder «blöde Kuh» sagen gehört und gesehen, wie sie ihr hinter ihrem Rücken die Zunge rausstreckt. Charlotte hat mich sogar schon einmal darauf angesprochen, dass Mutter sie immer öfter beschimpft. Ich konnte nur erwidern, dass ich mir auch keinen Reim darauf machen könne, und ihr sagen, wie Leid es mir tue. Ich war und bin sehr verärgert darüber, dass Mutter unsere liebevollen Bemühungen überhaupt nicht wahrnimmt. Ohne Charlotte hätte es für sie in den letzten Wochen ganz schön bescheiden ausgesehen.

«Komm, setz dich zu uns», fordert mich Charlotte jetzt auf. «Du siehst so traurig aus.» Ich erzähle ihr, dass ich heute meinen letzten Arbeitstag gehabt habe und auch von dem Grund meiner Kündigung.

«Tss, tss», macht Mutter und wischt mit einer verächtlichen Handbewegung durch die Luft. Ihre Geste symbolisiert, was sie von meiner Aussage hält. Hat sie verstanden, dass ich ihretwegen gekündigt habe? Will sie damit zum Ausdruck bringen, dass das Unsinn war? Dass sie niemanden braucht, der sich um sie kümmert? Dass meine Entscheidung falsch war? So kommt es mir jedenfalls vor. Charlotte bestätigt mir diesen Eindruck, als ich sie darauf anspreche.

Beide hängen wir eine Weile unseren eigenen Gedanken nach. Ich weiß genau, dass es Mutter nicht gefällt, was ich gerade erzählt habe. Sie schämt sich für mich. Für eine Tochter, die so anders ist, als sich das für sie gehört. Die ihre eigene Meinung hat und diese schon als kleines Mädchen lauthals kundgetan hat. Die auch mal Steine schleppte und keine Angst hatte, sich einen Fingernagel abzubrechen. Die sich nicht auf Teufel komm raus die Zuneigung fremder Menschen erkaufen wollte. Nur eine: die ihrer eigenen Mutter. Aber was ich auch – damals wie heute – anstellte, es genügte selten ihren Ansprüchen. Ich habe mir immer so gewünscht, dass sie stolz auf mich sein würde. Doch was ich auch tat, es fand sich immer wieder etwas, das nicht in Ordnung war. Auch jetzt demonstrierte mir Mutter, dass sie über den Dingen stand und ich, ihre dumme Tochter, keinerlei Ahnung habe.

«Ach, ach, die», stammelte meine Mutter gerade. Hauptsache, sie hat die Zuschauer wieder auf ihrer Seite. Alte, längst vergessene seelische Verletzungen tauchen wieder auf. Ein Hauch von Minderwertigkeit, allzu vertraut aus früheren Jahren. «Dabei habe ich doch ausschließlich ihretwegen meinen Job aufgegeben», denke ich. «Es ist immer noch das Gleiche, auch jetzt noch.» Beim Gedanken daran, dass das nun zukünftig mein Leben sein soll, Tag für Tag, wird mir richtig übel.

«Ich geh mal hoch. Wir wollen doch heute Abend noch ins Tierheim fahren», sage ich schnell zu Charlotte, um nicht die Fassung zu verlieren. «Trudi, unsere Katze, soll doch noch ein wenig Gesellschaft bekommen. Und außerdem ist eine Katze für drei Personen viel zu wenig. Zumal Trudi ganz und gar auf Jennifer fixiert ist und Wolfgang und ich ihr zwar Futter geben, sie aber nur sehr selten einmal streicheln dürfen.» Der Gedanke an die bevorstehende Fahrt zum Tierheim stimmt mich wieder ein wenig fröhlicher.

«Ich drücke euch die Daumen», sagt Charlotte. «Am liebsten würde ich mitfahren, aber ich muss nachher gleich nach Hause. Ich habe morgen ganz früh einen Arzttermin. Mir ist irgendwie seit einigen Tagen nicht ganz wohl im Bauch.» – «Charlotte, nun mach du uns nicht auch noch Sorgen», sage ich zum Abschied halb scherzhaft, halb besorgt und drücke sie ganz fest. «Ich rufe dich morgen nach dem Arzttermin an. Dann weiß ich sicherlich mehr, und ihr habt vielleicht schon ein Kätzchen gefunden», ruft sie mir im Hinausgehen noch zu.

Kurze Zeit später kommen Wolfgang, Jennifer und ich im Tierheim an. Wir sind nicht das erste Mal hier: In den letzten Jahren haben wir immer mal wieder ein Tier zu uns geholt, das alt und krank war und deshalb niemand haben wollte. Aufgrund ihres fortgeschrittenen Alters und der zumeist stark angegriffenen Gesundheit lebten die Katzen immer nur einige Monate bei uns. Mit Ausnahme von Trudi, die zwar bereits sieben Jahre alt war, als sie zu uns kam, aber putzmunter. Nur ein wenig schüchtern.

Im Katzenhaus ist diesmal für uns leider nicht die Richtige dabei. Wir wollen dem zukünftigen Mitbewohner nicht unsere Vorstellungen aufdrücken. Deshalb ist es uns wichtig, ein Tier zu finden, das zu uns und unserem Zuhause passt.

«Warum nehmen Sie nicht mal ein kleines Kätzchen?», fragt uns Frau Krämer, die Leiterin des Tierheimes. «Darüber haben wir, ehrlich gesagt, gar nicht nachgedacht», antworte ich ihr wahrheitsgemäß. «Kommen Sie, ich zeige Ihnen mal die Station mit den kleinen Kätzchen, das wird Ihnen sicherlich gut gefallen», sagt sie und geht voran.

Auf der Station erwartet uns ein Gewusel von kleinen und etwas größeren jungen Kätzchen. Eines ist niedlicher als das andere. Da wir seit Jahren Katzen in unserem Haushalt haben, erkennen wir im Spiel mit ihnen auch sehr schnell den jeweiligen Charakter. Wir alle sind in unserem Element. Jeder von uns beschäftigt sich mit einem anderen Tierchen. An der Seite des Raumes stehen mehrere Höhlen aus Plüsch, in die sich die Katzen zurückziehen können, um zu schlafen. Alle sind leer, bis auf eine. Es ist nur ein kleines, weißes Knäuel zu sehen. Wolfgang streckt vorsichtig seine Hand hinein. Als er sie wieder herauszieht, hat sich dieses kleine Wesen an seiner Hand zwischen Daumen und Zeigefinger festgesaugt und nuckelt inbrünstig mit geschlossenen Augen. Wolfgang nimmt das Kätzchen auf den Arm, das sofort an seinem Pullover hochkrabbelt und sich laut schnurrend über seinem Hemdkragen an seinem Hals festsaugt. Wir können uns vor Lachen kaum halten. «Sehen Sie, so schnell geht das! Dazu braucht man ja wohl nichts mehr zu sagen», lacht auch Frau Krämer und deutet mit einer vielsagenden Handbewegung zu Wolfgang und seiner neuen Verehrerin. Natürlich braucht jetzt keiner mehr darüber nachzudenken, ob das die richtige Wahl ist. Das Kätzchen hat seine Wahl getroffen und unsere Herzen im Sturm erobert. Am kommenden Freitag dürfen wir Heidi abholen.

Wir sind richtig aufgekratzt, als wir nach Hause fahren. Wie immer schaue ich zuerst nach Mutter. «Hast du Lust, mit uns zusammen zu Abend zu essen? Es gibt deine Lieblingswürstchen», frage ich sie, und sie nickt zustimmend.

In unserer Wohnung angekommen, will sie mir helfen, den Tisch zu decken. Ihre Hilfe besteht darin, dass sie hinter mir alles wieder abräumt. Irgendwann ist es jedoch geschafft, und wir sitzen alle gemeinsam am Tisch. Mutter hat einen guten Appetit und vor allen Dingen viel Spaß an den Würstchen. Da sie immer mehr dazu übergeht, mit den Fingern zu essen, hält sie das Würstchen in der Hand und wedelt damit lachend durch die Luft. Sie wartet wie ein kleines Kind darauf, dass wir mitlachen. Jennifer kann es sich irgendwann auch nicht mehr verkneifen. Es dauert nicht lange, und wir lachen alle vier. Nach dem Abendessen schauen wir gemeinsam mit Mutter noch ein wenig fern, bevor ich sie dann in ihre Wohnung und ins Bett bringe. Es ist nach langer Zeit mal wieder ein entspannter Abend gewesen.

Am nächsten Vormittag ruft Charlotte an, um uns mitzuteilen, dass noch einige weiterführende Untersuchungen gemacht werden müssen. Der Arzt sei sich nicht sicher, was mit ihr ist. Direkt finden konnte er jedoch nichts. So sollten zunächst die

Laborwerte abgewartet werden. Ich erzähle ihr noch von unserem Besuch im Tierheim, und sie verspricht, uns zu besuchen, wenn wir Heidi abgeholt haben.

Endlich ist Freitag, von uns sehnlichst erwartet. Wolfgang ist extra etwas früher nach Hause gekommen, und so können wir bereits kurz nach dem Mittagessen unser neues Familienmitglied abholen. Es gibt zwar am Anfang einige Turbulenzen zwischen Trudi und Heidi, aber das vergeht erstaunlich schnell wieder. Ich hole Mutter zu uns, um ihr das kleine Kätzchen vorzuführen. Als sie das Tierchen entdeckt, ist sie kaum zu bremsen. «Oh, oh, wie klein», sagt sie und lacht laut, als ich ihr Heidi auf den Arm setze. Sie hört gar nicht mehr auf zu lachen und schnalzt ständig mit der Zunge. Noch als ich sie abends ins Bett bringe, «erzählt» sie mir lachend von dem Kätzchen. Unser kleiner «Therapeut» sollte in Zukunft noch sehr wichtig werden ...

Der Tag ist gekommen, an dem Petras Einäscherung und die anschließende Urnenbeisetzung stattfinden soll. Ich beeile mich mit meinen verschiedenen Arbeiten, die heute anstehen, denn ich will zu diesem Zeitpunkt eine Kerze anzünden und mit meinen Gedanken bei meinem Bruder sein. Wolfgang und Jennifer sind noch unterwegs, und mit Mutter möchte ich diesen sensiblen Moment nicht gerade verbringen.

Nachmittags um zwei sitze ich pünktlich mit der angezündeten Kerze im Wohnzimmer und denke ganz fest an die beiden. Es tut mir so Leid, dass Karlheinz jetzt alleine ist. Ich bin sehr traurig, dass es so gekommen ist, und weine um Petra. Die Trauer ist noch immer gegenwärtig und wird uns auch noch eine lange Zeit begleiten.

Der Tag geht ruhig zu Ende, und am Abend telefoniere ich mit meinem Bruder. «Es ist so schnell wieder Normalität eingetreten. Auch in der Firma. Aber sie fehlt mir so sehr», sagt er, und ich höre ihn leise weinen. «Wir sind da für dich, hörst du. Immer.» Ich rede beschwörend auf ihn ein. «Ich weiß. Darüber bin ich auch sehr froh», sagt er, bevor wir uns voneinander verabschieden. Den ganzen Abend lassen mich die Gedanken an ihn nicht los. Die Ereignisse überschlagen sich einfach zu sehr in dieser Zeit. Keiner von uns kommt mehr richtig zur Ruhe.

Am nächsten Morgen meldet sich Waltraud, und ihre Stimme klingt irgendwie anders als sonst. «Du hörst dich so bedrückt an. Stimmt was nicht?», frage ich. «Charlotte ist im Krankenhaus seit heute Nacht. Man weiß noch nichts Genaues. Sie hatte plötzlich so starke Schmerzen im Bauch. Der Notarzt hat gemeint, es sei der Blinddarm», erklärt sie mir, «aber auch nach den weiteren Untersuchungen konnte mir keiner etwas Konkretes sagen. Sie hat starke Schmerzen. Ich habe solche Angst um sie.» – «In welchem Krankenhaus liegt sie denn?», will ich wissen.

«Im Elisabeth-Krankenhaus.» – «Kann ich sie besuchen?» – «Das weiß ich nicht. Sie wird ja noch untersucht. Vielleicht wird sie ja auch bald operiert. Ich habe keine Ahnung.» Waltraud spricht ganz leise. «Ruf mich bitte an, sobald du etwas weißt. Ich komme sofort. Auch wenn du sonst Hilfe brauchst. Versprich mir das», beschwöre ich sie. «Ja, ich melde mich bestimmt», verabschiedet sich Waltraud.

Das darf doch alles nicht wahr sein! Kann mir mal einer sagen, was hier los ist? Jetzt hat es auch noch Charlotte erwischt. Meine Gedanken sind den ganzen Tag immer wieder bei Charlotte. Ich bin froh, als Wolfgang nach Hause kommt und ich ihm alles erzählen kann.

Am Abend meldet sich Waltraud noch einmal mit den neuesten Untersuchungsergebnissen von ihrer Mutter. «Sie hat einen großen Tumor im Bauch. Der hat ihr wohl den Darm eingequetscht. Sie wollen sie heute Abend noch operieren, weil es zu gefährlich ist, noch länger zu warten. Ich habe solche Angst um sie.» Sie weint. «Soll ich zu dir kommen?», frage ich und weiß im gleichen Augenblick, dass das gar nicht geht. Ich kann Mutter doch nicht alleine lassen. «Nein, lass nur, du hast genug um die Ohren. Christoph kommt auch gleich. Wir können hier sowieso nur abwarten. Ich melde mich, sobald die Operation vorbei ist.» – «Ich drücke ganz fest die Daumen», sage ich leise.

Mein Vorrat an geweihten Kerzen hat in der letzten Zeit sehr abgenommen. Aber zwei sind noch da, und so zünde ich eine an und hoffe auf die heilbringende Wirkung für Charlotte. Auch ich habe Angst um sie. Warum trifft es eigentlich immer die Falschen? Diese Frage habe ich mir in den letzten Wochen schon oft gestellt.

Am nächsten Morgen, ganz früh, ruft mich Waltraud an. «Mutter hat alles ganz gut überstanden, sagen die Ärzte. Sie liegt noch auf der Intensivstation. Es war höchste Zeit.» – «Warum hat sie so lange gewartet? So ein großer Tumor kommt doch nicht über Nacht?» – «Ich glaube, sie hat das schon länger gemerkt, wollte aber nicht zum Arzt gehen.» – «Glaubst du, sie hat wegen uns so lange gewartet?», frage ich zögernd. «Nein, um Himmels willen, jetzt mach dir bloß keine Vorwürfe. Meine Mutter ist noch nie ein guter Patient gewesen», beschwichtigt mich Waltraud. «Sie wird, wenn alles gut geht, in zehn Tagen bereits entlassen, und bis dahin wissen wir auch, ob der Tumor gut- oder bösartig war.» – «Glaubst du, ich darf sie morgen mal besuchen?», frage ich. «Sicher. Aber mach dir bitte keinen Stress. Das will Charlotte bestimmt am allerwenigsten», redet sie auf mich ein. «Bestell ihr liebe Grüße von mir. Ich komme bald.»

Einige Tage später kann ich mein Versprechen einlösen und Charlotte endlich besuchen. Der Tumor war nicht bösartig, aber doch sehr groß. Die Operation hat lange gedauert und ihr sehr zugesetzt. Charlotte ist ganz blass und wirkt sehr müde. «Schön, dass du gekommen bist», lächelt sie. «Charlotte, ich bin so froh, dich zu sehen», sage ich und beuge mich zu ihr, um sie zu umarmen. «Warum hast du nur so lange gewartet? Du hast doch sicherlich starke Schmerzen gehabt?» – «Du kennst das doch selbst. Ich habe immer gedacht, es geht von alleine wieder weg.» So verbringe ich eine Stunde an ihrem Krankenbett. Charlotte ist noch sehr schwach. Trotzdem strahlt sie so viel Wärme und Zuversicht aus, dass ich mich wie immer sehr wohl in ihrer Nähe fühle.
Als ich das Krankenhaus verlasse, ist mir bewusst, dass nun auch für Charlotte ein neuer Lebensabschnitt beginnt. Sie wird mit ihren 75 Jahren sicherlich nicht mehr so schnell auf die Beine kommen wie ein junger Mensch. Auch sie wird dann lernen müssen, mit den nachlassenden Kräften umzugehen. Ich will ihr auf jeden Fall und so gut es geht zur Seite stehen.

Die Tage vergehen, und Mutters Krankheit nimmt ihren Lauf. Schleichend und unspektakulär. Es sind Kleinigkeiten, an denen ich es festmachen kann. Wenn sie heute noch genüsslich den Kaffee trinkt, den ich für sie gemacht und vor ihren Augen in die Tasse gefüllt habe, weiß sie morgen schon nicht mehr, was sie damit anfangen soll.

Wenn ich ihr beim Anziehen die Kleidungsstücke so hingereicht habe, dass sie diese nur noch überziehen muss, klappt es heute noch irgendwie. Morgen ist auch das vorbei. Sie nimmt das Teil, schaut es an, faltet es zusammen und legt es unter ihr Kopfkissen. Der Platz unter dem Kopfkissen scheint ihr sehr wichtig zu sein. Jeden Abend brauche ich mehr Zeit, um all die Dinge, die sie darunter versteckt hat, hervorzuholen und an ihren ursprünglichen Platz zurückzulegen. Die Palette reicht von Modeschmuck über Tempotücher, Strumpfhosen, Schwarzweiß-Fotografien bis hin zu Zuckerstückchen.

Bei dieser zunehmenden Anforderung bin ich nun doch ganz froh, meinen Beruf aufgegeben zu haben, zumal auch Charlotte uns zukünftig nicht mehr aushelfen kann.

Eines Mittags, ich bin gerade damit beschäftigt, Kartoffeln zu schälen, gibt Mutter mir zu verstehen, dass sie mir dabei helfen will. Ich zögere einen Moment, drücke ihr dann aber den Sparschäler in die Hand und lasse sie einfach machen. Mutter schält lächelnd die Kartoffeln, während ich mich anderen Vorbereitungen widmen kann. Im Hintergrund läuft leise das Radio, und Mutter summt die Melodie richtig mit. Sie ist gut gelaunt. Sie schält und schält und schält. Der Topf ist fast randvoll. «Was soll ich bloß mit so vielen Kartoffeln?», denke ich, will sie aber nicht unterbrechen. Mir tut es ja auch gut, sie mal wieder so unbeschwert und mit Spaß an einer Sache zu erleben.

Nachdem Mutter auch die allerletzte Kartoffel des großen Beutels geschält hat, helfe ich ihr beim Kleinschneiden. Das Braten übernimmt sie auch. Selbstversunken steht Mutter am Herd und wendet singend die Bratkartoffeln, die sie zwischendurch mit Namen anspricht. Ihre Laune verbessert sich dabei zusehends.

Ich nehme mir daraufhin vor, sie sooft wie möglich in Zukunft an den Tätigkeiten in der Küche teilhaben zu lassen. Sie scheinen ihr ein Stück Selbstbewusstsein zurückzugeben. Nur muss ich mich immer wieder daran erinnern, ihr etwas zuzutrauen und sie nicht ständig wie ein kleines Kind zu beaufsichtigen. Das tut ihr nicht gut und mir auch nicht. Während ich darüber nachdenke, habe ich auf einmal eine Idee. Ich laufe ins Nebenzimmer und hole die Kamera. Wolfgang und ich hatten seit dem Umzug damit begonnen, unser neues gemeinsames Leben mit der Kamera festzuhalten – warum also nicht auch

Mutters? Gerade in solchen Situationen wie jetzt, wenn sie mir ausgelassen in der Küche hilft?

Als sie mich mit der Kamera sieht, ist sie richtig begeistert und wedelt belustigt mit dem Kochlöffel ins Objektiv. In diesem Moment weiß ich, dass es wichtiger ist als je zuvor, jeden Augenblick mit ihr festzuhalten. So werden diese Fotografien und Videofilme weniger zu einer schönen Erinnerung an einen neuen Lebensabschnitt als vielmehr zu einer wichtigen Dokumentation ihrer schleichenden Krankheit, die irgendwann nichts mehr von ihrem Selbst übrig lassen wird.

Es ist so weit. Wolfgang und ich heiraten. Trotz aller Schicksalsschläge und Schwierigkeiten ist es uns zwischendurch gelungen, uns über unsere eigenen Wünsche Gedanken zu machen, und so haben wir in den wenigen ruhigen Momenten der vergangenen Wochen voller Vorfreude unsere Hochzeit geplant. Das gibt uns wieder ein wenig Aufschwung nach den Nackenschlägen des Schicksals in den vergangenen Monaten. Da auch noch andere Leute im frischrestaurierten Alten Rathaus heiraten wollen, blieb uns nur der Termin am 22. Dezember, zwei Tage vor Heiligabend. Ungewöhnlich. Aber warum nicht? In diesem Jahr ist sowieso alles anders gekommen, als wir uns das jemals haben vorstellen können.

Und nun ist der Tag da. Voller Vorfreude, aber auch etwas nervös wache ich an diesem Morgen auf. Denn selbst an diesem so besonderen Tag muss wieder alles genau getaktet werden, um die stressfreie Versorgung von Mutter sicherzustellen. Wie viel lieber würde ich mich jetzt um mich selbst und um meine Familie kümmern! Ich ziehe mir schnell etwas über und gehe zu ihr runter. Wie gern würde ich ihr sagen, was heute für ein Tag ist und wie wichtig er mir ist!

Mutter scheint meine Nervosität und Ungeduld zu spüren und will sich überhaupt nicht von mir zurechtmachen lassen.

Sie will sich nicht waschen, nicht anziehen und auch nicht frühstücken. Sie wird richtig unerträglich. Auch ist sie in der letzten Zeit immer aggressiver geworden. Macht sie das aus böser Absicht oder nur als Reaktion auf meine eigene Unruhe? Auch wenn ich weiß, dass zunehmende Aggressivität Teil dieser Krankheit ist, kann ich im Moment darauf keine Rücksicht nehmen. Auf keinen Fall möchte ich, dass die Situation ausgerechnet an meinem Hochzeitstag eskaliert. Meine eigene Stimmung ist jetzt ohnehin schon etwas angeknackst. Verdammt nochmal: Seit Monaten nimmt die gesamte Familie Rücksicht auf sie. Unser ganzes Leben richtet sich nur nach den Bedürfnissen meiner Mutter. Jeder Einzelne von uns versucht, sein Bestes zu geben, immer freundlich, immer verständnisvoll zu sein und immer bedacht darauf, dass es ihr gut geht. Aber jetzt bin *ich* mal dran und fest entschlossen, mich nicht weiter über sie zu ärgern und diesen, meinen, unseren Tag zu genießen. Ich gebe also auf, lasse sie brummen und gehe zu meiner Familie nach oben, um später noch einmal einen erneuten Versuch zu unternehmen.

Nach den Erlebnissen auf Petras Beerdigung möchte ich es uns nicht antun, Mutter mit zum Standesamt zu nehmen. Freundlicherweise hat sich eine Nachbarin angeboten, während der Zeit, die wir auf dem Standesamt verbringen, Mutter Gesellschaft zu leisten. Fremden begegnet Mutter immer noch sehr offen und freundlich, auch wenn sie sich mit Worten fast gar nicht mehr verständigen kann.

Meine Tochter Jennifer und Wolfgangs älteste Tochter Alexandra sollen unsere Trauzeugen sein. Alexandra will am Morgen der Trauung zusammen mit ihrem Mann und weiteren Verwandten von Hessen aus mit dem PKW anreisen. Zwei Stunden vor der Hochzeit erreicht uns ihr Anruf: «Wir schaffen es nicht pünktlich. Wir stecken im Schnee fest.»

Also springt mein Bruder ein. Die Zeremonie findet in dem gleichen Raum statt, in dem viele Jahre zuvor auch Petra und Karlheinz geheiratet haben. Ebenfalls im Dezember. Sie fehlt uns immer noch, auch an diesem Tag.

Gefeiert wird bei uns zu Hause. Wir lieben diese Familienfeste, wie sie früher üblich waren und immer mehr aus der Mode gekommen sind.

Da passt es ganz gut, dass wir so auch Mutter nicht allein lassen oder in ein Lokal mitnehmen müssen, wo sie es nicht lange ausgehalten hätte.

Während wir unsere ersten Gäste begrüßen, kümmert sich Jennifer um ihre Oma. Sie will ihr helfen, sich dem Anlass entsprechend zurechtzumachen, kommt aber nach einiger Zeit unverrichteter Dinge wieder zurück. «Oma will nicht. Sie ist sehr schlecht gelaunt und schimpft dauernd über dich», sagt sie genervt, «was soll ich denn jetzt machen?» – «Lass sie erst einmal in Ruhe. Ich gehe gleich zu ihr. Mal sehen, was sie hat», sage ich und habe eigentlich gar keine Lust, mich an meinem Hochzeitstag mit Mutters Launen zu befassen.

Einige Zeit später versucht Jennifer es noch einmal. Wir sitzen bereits an der großen gedeckten Tafel, als sie mit Mutter im Schlepptau erscheint. Jennifer macht kein glückliches Gesicht. Und wenn man Mutter anschaut, weiß man auch, warum. Sie war wohl offensichtlich nicht zu überreden, sich beim Ankleiden helfen zu lassen, und hat sich herausgeputzt wie ein farbenfroher Kolibri: über einer bunten Sommerhose trägt sie verkehrt herum eine weiße Bluse und hat sich mit verschiedenen Ketten behängt, die alle nicht zusammenpassen. Um das Bild abzurunden, bediente sie sich aus diversen Kosmetiktöpfchen und hat dabei nicht die glücklichste Mischung erwischt. Da die anwesenden Gäste jedoch wissen, dass meine Mutter an Alzheimer leidet, nimmt niemand daran Anstoß. Nur die Art, wie sie den Raum betritt, ist sehr gewöhnungsbedürftig. Sie will partout auch jetzt im Mittelpunkt stehen. Sie ist es von frühester Jugend an gewöhnt, die Blicke auf sich zu ziehen. Sie sah gut aus, machte sich geschmackvoll zurecht und hatte ein besonderes Geschick darin, sich gekonnt zu inszenieren. Als kleines Kind bewunderte ich sie dafür, später gefielen mir diese Auftritte nicht mehr so gut. Und heute ist mir das wirklich peinlich. Sie kann nichts dafür, doch sie nimmt am Tisch Platz in einer Art und Weise, die meinem Bruder und mir nicht unbekannt ist. So ist sie halt. Auch mit fortschreitender Erkrankung behält sie gewisse Eigenarten bei. So ist sie später auf den Fotos vom Hochzeitsfest zu sehen, wie sie ihre alte Pose einnimmt, die Veränderung zu früheren Zeiten ist jedoch erschreckend deutlich zu erkennen. Uns geht dieses Verhalten mehr und mehr auf die Nerven. Früher habe ich mich nicht getraut, ihr das zu sagen, und jetzt hat es keinen Zweck mehr.

Wir schauen einfach großzügig über ihr Gehabe hinweg. Es ist eine so schöne Feier mit all den Menschen, die uns wichtig sind, dass uns das jetzt sicherlich nicht die Laune verderben kann. Mutter scheint auch im Laufe des Tages zu vergessen, sich selbst zu inszenieren, und so ist es dann auch in Ordnung.

Das Weihnachtsfest zwei Tage später feiern wir ganz in Ruhe. Wir haben bereits seit Beginn der Adventszeit unsere wie auch Mutters Wohnung geschmückt. Und auch die Balkone sind hell erleuchtet. Das scheint ihr ganz besonders zu gefallen. Denn immer, wenn sich bei Einbruch der Dämmerung die Lichterketten einschalten, läuft sie zum Fenster. «Oh, schön», sagt sie dann und strahlt mit den Lämpchen um die Wette wie ein kleines Mädchen.

Für zusätzliche Abwechslung sorgt unser kleines Kätzchen, das Mutter rasch in ihr Herz geschlossen hat. Sie lacht schon laut, wenn sie das kleine, flinke Wesen nur sieht. Wenn Trudi die Kleine dann anfaucht, ist sie besonders belustigt: «Rudi! Rudi!», sagt sie und schüttelt lachend den Kopf. Besonders herzhaft ist ihr Lachen, als Heidi innen im Weihnachtsbaum hochklettert und der Baum, den Wolfgang in weiser Voraussicht festgebunden hat, trotzdem ins Wanken gerät.

Silvester bleiben wir zu Hause. Ein ereignisreiches Jahr geht zu Ende, und die Feiertage gönnen uns eine kurze Verschnaufpause. Wir haben Mutter am Abend zu uns geholt, um mit ihr gemeinsam noch ein wenig das Programm im Fernsehen anzuschauen. Peter Frankenfeld, ein längst verstorbener Showmaster, treibt seine immer noch lustigen Späße. Mutter reagiert sehr aufgeregt darauf. Aus ihrer «Erzählung» ist zu entnehmen, dass sie ihn erkannt hat. Sie ist richtig aufgedreht. Nachdem die Sendung zu Ende ist, wird sie unruhig. Sie läuft im Wohnzimmer auf und ab, geht in die Diele, kommt wieder zurück, steht mitten im Raum und schaut sich suchend um. «Mutter, was ist?», frage ich sie. Sie zuckt mit den Schultern. «Komm, setz dich doch noch etwas zu uns.» Sie setzt sich hin, steht aber nur wenige Minuten später wieder auf und beginnt von vorn, ihre Runden durch das Wohnzimmer zu drehen. «Suchst du die Toilette?» – «Ja, ja.»

Ich zeige ihr den Weg, gehe zurück ins Wohnzimmer und warte und warte und warte. Im Gäste-WC ist es mucksmäuschenstill. «Mutter, ist alles in Ordnung?», frage ich und klopfe an die Tür. – «Mmm.» Vorsichtig öffne ich die Tür, und Mutter strahlt mich an. Sie steht mitten im Raum und hält sich verschmitzt die Hand vor den Mund. Was diese ganze Aktion nun zu bedeuten hat, weiß ich nicht, das WC hat sie jedenfalls nicht benutzt. Ihre Unruhe bleibt. Als ich sie frage, ob ich sie in ihre Wohnung bringen soll, nickt sie sichtlich erleichtert. In der kommenden Zeit fällt diese Unruhe immer stärker auf, wenn sie nicht in ihren eigenen vier Wänden ist – ein charakteristisches Symptom bei Alzheimer: Eine vertraute Umgebung wird immer wichtiger für die Betroffenen.

Im neuen Jahr hat Mutter sich angewöhnt, nach dem Mittagessen ein Nickerchen zu machen. Sie schläft einfach im Sitzen auf dem Sofa für gut eine Stunde ein. Danach mache ich ihr üblicherweise einen Kaffee und bringe ihr etwas Gebäck. Eines Nachmittags betrete ich mit den Keksen in der Hand das Wohnzimmer, das Sofa ist jedoch leer und Mutter nicht zu sehen. Auf dem Weg ins Schlafzimmer kommt sie mir im Flur mit vollem Mund entgegen. «Mutter, wie siehst du denn aus?», lache ich sie an. Sie antwortet mir nicht. Stattdessen öffnet sie den Mund, und ich spüre, wie mir glühend heiß wird beim Anblick des Inhaltes: Ketten, Ohrclips und zwei Ringe. Ich habe Angst, dass sie etwas davon verschluckt. «Mutter, komm, gib mir bitte deinen Schmuck.» Sie hat den Mund wieder geschlossen und macht nicht den Eindruck, dass sie mir den Inhalt aushändigen will. «Bitte, Mutter.» Ich bin bis zum Zerreißen gespannt, und langsam kriecht die Panik den Rücken hoch.

«Bitte, spuck es jetzt aus», mein Ton ist laut und fordernd. Ich weiß nicht, was ich machen soll. Plötzlich entleert sie den gesamten Inhalt in ihre geöffneten Hände. Ich bin froh und erleichtert, spüre jedoch, wie ich zittere. Gleichzeitig wird mir bewusst, dass so etwas jederzeit wieder passieren kann. Ich mag mir gar nicht ausmalen, wie es hätte ausgehen können. Es bleibt mir also nicht anderes übrig, als noch einen Teil mehr aus ihrem gewohnten Leben zu entfernen, um sie vor sich selbst zu schützen. Während sie sich zufrieden im Wohnzimmer Kaffee und Kuchen widmet, lasse ich in ihrem Schlafzimmer schweren Herzens ihren Schmuck verschwinden, in der Hoffnung, dass sie es nicht bemerkt.

Mein Körper macht mir täglich mehr zu schaffen. In den vergangenen Jahren hatte ich häufig mit einer schmerzhaften Entzündung im rechten Schultergelenk zu kämpfen. Durch Physiotherapie wurde es immer wieder etwas erträglicher, aber nicht wirklich gut. Natürlich ist dieses Gelenk nun auch nicht mehr so belastbar wie ein gesundes. Während der Zeit der verschiedenen Umzüge und der Betreuung meiner Mutter habe ich kaum Rücksicht darauf genommen. Und so kommt es, wie es kommen muss: Im Januar 2002 bleibt mir nichts anderes mehr übrig, als mich der längst überfälligen Schulter-OP zu unterziehen. Die Schmerzen sind unerträglich geworden, mein mittlerweile sowieso sehr kurzer Schlaf wird in seiner Qualität dadurch noch zusätzlich gemindert. Die verordneten starken Schmerzmittel bringen nur noch kurzfristige Erleichterung und verursachen häufig starke Übelkeit. Selbst ein spezielles Injektionsverfahren mit einem radioaktiven Medikament und anschließender 48-stündiger Ruhigstellung kann die Operation nicht mehr verhindern. Ich habe diesen notwendigen Termin immer wieder hinausgeschoben, weil ich nicht wusste, wie wir die Versorgung von Mutter sicherstellen sollten. Schließlich kann sich Wolfgang nicht ständig Urlaub nehmen, und Jennifer hat auch ihr eigenes Leben. Die beiden unterstützen mich schon genug.

Es findet sich eine Klinik in der Kölner Innenstadt, die darauf spezialisiert ist, diesen Eingriff zwar unter Vollnarkose, aber ambulant durchzuführen. Das heißt, ich kann einige Stunden danach die Klinik wieder verlassen, muss mich aber täglich zur weiteren Wundversorgung dort vorstellen. Nur so kann ich mich ruhigen Gewissens auf die Operation einlassen, weil ich mich dann nicht um Mutters Betreuung sorgen muss.

In den nächsten Tagen bereite ich, soweit der schmerzhafte Arm es noch zulässt, alles auf die Zeit nach der Operation vor, denn ich werde in den ersten Wochen noch nicht wieder voll einsatzfähig sein. Ich kaufe ein, koche Verschiedenes vor, um es einzufrieren, und sorge auch dafür, dass Mutters komplette Wäsche gewaschen und gebügelt im Schrank liegt. Für unsere eigene Wäsche habe ich dann allerdings nicht mehr so viel Zeit.

Am Morgen der Operation fährt Wolfgang mich bereits um sieben Uhr in die Klinik. Zuvor habe ich mich noch schnell vergewissert, dass Mutter schläft. Gleich nachdem meine Personalien aufgenommen sind, fährt Wolfgang auch schon wieder nach Hause zurück, um rechtzeitig bei Mutter zu sein, wenn sie wach wird. Jennifer holt sie aus dem Bett, und Wolfgang macht in dieser Zeit das Frühstück. Da befinde ich mich bereits im OP.

Irgendwann blinzele ich an die Zimmerdecke im Aufwachraum und nehme ganz weit entfernt durch einen Nebelschleier wahr, dass Wolfgang an meinem Bett sitzt. Dann schlafe ich wieder ein. Wie ich später erfahre, hat es doch mehrere Stunden gebraucht, bis ich in der Lage war, wieder aufzustehen. Ich bin ganz schön wackelig auf den Beinen und heilfroh, dass mein Mann mir beim Anziehen hilft, zumal ich von der Schulter bis zur Hüfte verpackt bin wie eine Mumie.

Als ich endlich neben Wolfgang auf dem Beifahrersitz sitze, schlafe ich sofort wieder ein. Der Anästhesist hat ganze Arbeit geleistet. Aus gutem Grund, wie ich in den darauffolgenden Stunden noch spüren werde. Als die Narkosewirkung nachlässt, habe ich das Gefühl, vor Schmerzen den Verstand zu verlieren. Die von der Klinik mitgegebenen starken Medikamente dämpfen den Schmerz noch nicht einmal bis zu einem erträglichen Maß. Aber ich möchte, als wir zu Hause ankommen, auf jeden Fall zuerst nach meiner Mutter schauen. Sie macht ein wenig den Eindruck, als wenn sie beleidigt ist, dass ich mich heute noch nicht bei ihr habe sehen lassen. Ich weiß zwar, dass es keinen Sinn hat, versuche ihr aber dennoch zu erklären, dass ich heute operiert worden bin. Wie zum Beweis zeige ich ihr die Bandage und auch den durchsichtigen Beutel, der an meinem Hosengürtel befestigt ist, in dem sich Blut und Wundsekrete sammeln und durch die Drainage im Gelenk abfließen. Es scheint sie überhaupt nicht zu interessieren. Sie reagiert selbst dann nicht, als ich bei einer unachtsamen Bewegung vor Schmerzen aufschreie. Es wäre falsch, wenn ich behaupten würde, dass mir ihr Desinteresse nichts ausmacht. Ich bin richtig sauer, dass es ihr anscheinend völlig egal ist, wie es mir geht. Wichtig ist ihr nur, so hat es jedenfalls für mich den Anschein, dass sie versorgt wird und dass man sich um sie kümmert. Wie kann ich auch sicher sein, dass sie dem ganzen Geschehen noch folgen kann? Sie versteht doch gar nicht, was ich ihr vermitteln will. Vielleicht hält sie diese ganze Bandage auch nur für normale Bekleidung. Ich versuche, Verständnis für ihr Verhalten zu haben, aber es gelingt mir in dieser extremen Situation nicht. Ich möchte jetzt endlich in mein Bett und schlafen und vor allen Dingen diesen Schmerz nicht mehr spüren. Soll sie doch beleidigt sein. Ich muss mich jetzt endlich mal um mich selbst kümmern.

Als ich im Bett liege, spüre ich die Erschöpfung des Tages, und es dauert nicht lange, bis ich beruhigt einschlafe in dem Wissen, dass sich meine Familie um Mutter kümmert.

In der Nacht reißen mich wahnsinnige Nervenschmerzen aus dem Schlaf. Ich bin froh, als der Morgen graut, denn wir haben gleich einen Termin zur Nachkontrolle und zur Drainage-Entfernung. Ich bin völlig fertig durch die hämmernden Schmerzen. Bevor wir jedoch zur Klinik fahren, kümmern wir uns noch um Mutter. Wolfgang bereitet ihr das Frühstück, während ich versuche, sie nach dem Aufstehen im Badezimmer dazu zu bewegen, sich wenigstens ein wenig zu waschen und anzuziehen.

Das kann und will ich Wolfgang nicht auch noch zumuten. Also beiße ich die Zähne zusammen. Aber Mutter spürt, dass irgendetwas nicht stimmt, und ist mal wieder zu überhaupt nichts zu bewegen. «Mutter, bitte, mach doch weiter. Ich habe gleich den Termin in der Klinik, und außerdem habe ich starke Schmerzen.» Sie reagiert nicht. Ich spüre eine unglaubliche Wut in mir. Warum haben wir alles alleine am Hals? Wo bitte sind die «Besserwisser»? Die würden sich sicherlich nicht in diesem Zustand hinstellen und sich um sie kümmern. Ein jäher, unerträglicher Schmerz reißt mich aus den Gedanken. Mutter hat mich sehr unsanft zur Seite gestoßen, um das Badezimmer zu verlassen. Mir laufen die Tränen übers Gesicht. Wolfgang hat die Situation schnell begriffen. Er führt Mutter, die mehr schlecht als recht angezogen ist, an den Esstisch, wo er bereits ihr fertiges Frühstück hingestellt hat, und verlässt mit mir zusammen die Wohnung. Wir fahren auf dem direkten Weg in die Klinik. Ich habe nur noch einen Gedanken: «Macht mit mir, was ihr wollt, aber nehmt mir diese Schmerzen.»

In der Klinik geht alles sehr schnell, die Drainage wird entfernt, und ich bekomme eine schmerzstillende Spritze, die zumindest vorübergehend wirkt. «Sie müssen sich unbedingt schonen», rät mir der Arzt eindringlich. «Das ist in dieser Phase ganz wichtig.» Hat der eine Ahnung. Das sollte er mal meiner Mutter sagen. Ich versuche gar nicht erst, ihm zu erklären, dass wir eine Demenzkranke zu Hause haben. Nur zu oft habe ich auch von Ärzten dazu nur die üblichen Floskeln gehört, von wegen ambulanter Pflegedienst und so weiter. Was kann mir das schon nützen? Die zwanzig Minuten morgens schaffen wir auch noch alleine.

Die kommenden Wochen und Monate werden einmal mehr zur Zerreißprobe. Die enorm reduzierte Beweglichkeit und die immer noch sehr starken Schmerzen machen mir doch sehr zu schaffen. Die ausweglose Situation mit Mutters Krankheit tut ihr Übriges. Aber noch will ich nicht aufgeben. Trotz allem.

Irgendwie gelingt es mir, meine Mutter weiterhin gut zu versorgen. Im Nachhinein weiß ich nicht mehr, wie ich das geschafft habe. Es ist mir in dieser Zeit nicht einmal möglich, selber Auto zu fahren, weil ich das Lenkrad gar nicht richtig bewegen kann. Und unter Medikamenteneinfluss ist es ohnehin nicht ratsam. So bin ich immer darauf angewiesen, dass Jennifer oder Wolfgang mich zum Arzt oder Einkaufen fahren, was wiederum einiges mehr an Organisation erforderlich macht.

Als ich Mutter eines Morgens den Kaffee eingieße und die Kanne zurück in die Küche bringe, höre ich sie hinter mir plappern wie mit einem Kanarienvogel. Ich drehe mich um und sehe, dass sie in die Kaffeetasse spricht. In der Oberfläche des Kaffees scheint sich etwas zu spiegeln. «Gib Küsschen, gib Küsschen», sagt sie und schnalzt dabei mit der Zunge. Ich muss laut lachen. «Hast du einen Vogel in der Kaffeetasse?», frage ich, und sie bejaht meine Frage, ohne den Blick von der Tasse zu wenden. Ich warte einen Moment und frage sie, ob sie denn jetzt Milch in den Kaffee haben will. Klar will sie. Der Vogel ist bereits wieder vergessen.

Die Krankheit macht wieder einen großen Schritt nach vorne und nimmt Mutter einen weiteren Teil ihrer Persönlichkeit. Mittlerweile kann sie sich noch nicht einmal mehr ein Glas Wasser einschenken. Sie schaut die Flasche und das Glas an, aber sie weiß nicht, was sie damit machen soll. Sie steht am gedeckten Tisch und nimmt das Besteck auf. Sie dreht es in der Hand und betrachtet es von allen Seiten, legt es wieder hin und nimmt es noch einmal kurz in die Hand. Dann legt sie es endgültig achtlos mitten auf den Tisch.

Und wieder habe ich dem nichts entgegenzusetzen. Ich denke immer öfter darüber nach, wie es weitergehen soll. Was ist, wenn ich einmal richtig krank werde? Vorübergehend würde sich sicherlich eine Lösung finden lassen, aber langfristig? Immer wieder tauchen diese Gedanken auf. Ich weiß nicht, was wir dann machen sollten. Mir wird klar: auch wenn ich versuche, es bis zum Sankt Nimmerleinstag hinauszuschieben – es führt kein Weg mehr daran vorbei. Ich muss endlich den Antrag auf Betreuung für meine Mutter stellen. Alleine der Gedanke schnürt mir die Kehle zu. «Meine Mutter entmündigen», spukt es in meinem Kopf herum, «das kann ich nicht, und das will ich auch nicht.»

So suche ich mal wieder im Internet nach Lösungsansätzen und finde die Adresse der Kölner Alzheimer Gesellschaft, die Informationen und Veranstaltungen rund um das Thema Alzheimer anbietet. Ich rufe also bei der Alzheimer Gesellschaft an und lasse mir von der netten Dame mitteilen, wann das nächste Treffen in unserer Nähe stattfindet.

Bei diesem Treffen erfahren wir, welche Schwierigkeiten entstehen, wenn die Betreuung nicht von Amts wegen geregelt ist. Mutters Personalausweis müsste zum Beispiel dringend erneuert werden. Was ist, wenn sie plötzlich ins Krankenhaus und aus irgendeinem Grund operiert werden müsste? Was, wenn ich krank werde und die so genannte Kurzzeitpflege in Anspruch genommen werden muss? Was, wenn sie wirklich irgendwann einmal tatsächlich in ein Heim muss? Wer gäbe dann die Einwilligung? Ich kann es drehen und wenden, wie ich will, es läuft alles auf diesen Tag zu. Wolfgang und Karlheinz sind auch der Meinung, dass wir den Zeitpunkt nicht noch länger hinauszögern sollen. Sie sind bei diesem Thema nicht ganz so emotional wie ich. Mein Kopf ist ebenfalls anderer Meinung als mein Herz.

So stelle ich also nach einigem Zögern widerwillig den Antrag auf Entmündigung beim zuständigen Amtsgericht. Es dauert nicht lange, und eine freundliche Mitarbeiterin meldet sich telefonisch bei mir, um mit mir einen Gesprächstermin zu vereinbaren. Sie möchte Mutter gerne kennen lernen und mich natürlich auch.

Ich erzähle Mutter, dass jemand von der zuständigen Krankenkasse kommt. So wie ich sie, um sie überhaupt zum Arzt zu bewegen, das erste Mal belügen musste, bleibt mir die Notwendigkeit eines solchen Tricks auch diesmal und in Zukunft nicht erspart. Es ist ein unangenehmes Gefühl, sie mit Überzeugung anzulügen. Aber nach und nach erkenne ich, dass es für uns beide die bessere Lösung ist. Warum soll ich uns noch mehr Stress bereiten, als die Pflege ohnehin schon mit sich bringt? Sie kann zwischen Wahrheit und Lüge ja nicht mehr unterscheiden. Und gibt es nicht auch eine barmherzige Form der Lüge?

Das Treffen mit der Mitarbeiterin des Amtsgerichts findet in Mutters Wohnung statt. Frau Kayser versucht, sich freundlich mit Mutter zu unterhalten, und Mutter freut sich ihrerseits über den Besuch. Ein Gespräch findet natürlich nur insoweit statt, als dass Mutter irgendetwas vor sich hin plappert und nicht eine einzige Frage beantworten kann. Als es ihr nicht mehr behagt, verlässt sie in gewohnter Weise das Wohnzimmer in Richtung Schlafzimmer.

Ich bitte Frau Kayser, mich noch kurz in unsere Wohnung zu begleiten. Ich möchte nicht in Mutters Beisein über ihre Entmündigung reden. Mir ist das schon unangenehm genug. Frau Kayser erklärt mir kurz den weiteren Verlauf: dass noch ein Psychiater Mutter in ihrer Wohnung begutachten wird und dann der Beschluss vom zuständigen Richter ergeht. Dieser wird Mutter zugestellt, damit sie nicht zum Amtsgericht kommen muss. Der Richter und ein Anwalt, der von Rechts wegen an Mutters Seite gestellt wird, werden dann zusammen den Beschluss in ihrer Gegenwart verlesen. Das sei alles. «Mir ist ganz elend bei dem Gedanken», sage ich zu ihr. «Sehen Sie es doch mal so: Die Krankheit Ihrer Mutter wird immer schlimmer werden. Irgendwann führt kein Weg mehr daran vorbei. Besser, Sie machen es jetzt. Sie übernehmen doch bereits jetzt schon alle Pflichten. Nur dann haben Sie es auch noch schriftlich von Amts wegen», versucht sie mich freundlich zu beruhigen. «Vielleicht haben Sie ja Recht. Ich habe nur so etwas noch nie gemacht», antworte ich niedergeschlagen. «Sie werden sehen, es ist das Beste so. Für alle Angehörigen ist das ein schwerer Schritt. Den macht man nicht einfach so. Das weiß ich schon.» Sie ist sehr geduldig mit mir. «Schlafen Sie mal darüber. Dann sieht es bestimmt nicht mehr so schlimm aus», verabschiedet sie sich.

Und dann geht alles ziemlich schnell. Frau Kayser teilt mir schriftlich den Termin für die psychiatrische Begutachtung mit, die in Mutters Wohnung stattfinden soll.

Auch dieses Mal freut sich Mutter wieder über ihren «Besuch». Seitdem Charlotte nicht mehr kommen kann, kommt außer uns dreien ja auch niemand anderes. Die Psychiaterin fragt sie nach dem Namen, nach ihrem Alter und dem Ort, an dem wir uns befinden. Mutter kann nicht eine Frage beantworten. Selbstverständlich auch keine anderen Fragen mehr. Sie plappert zwar vor sich hin, das gehört aber nicht zu den gestellten Aufgaben. Die Psychiaterin macht sich noch ausführliche Notizen über den bisherigen Verlauf, schaut sich die Befunde gründlich an und nimmt sich für alles sehr viel Zeit. Nach knapp zwei Stunden verabschiedet sie sich von mir. «Ich bemühe mich, das Gutachten so schnell wie möglich fertig zu stellen. Sie bekommen dann Bescheid vom Gericht», sagt sie und drückt mir zum Abschied die Hand.

Mutter sitzt immer noch zufrieden mitten auf ihrem Sofa und hantiert mit den Kissen. Ich bin traurig, kann aber gar nicht weinen – viel zu sehr bin ich mit dem täglichen Durcheinander beschäftigt, das sich von außen in mein Inneres übertragen hat. Ich hätte uns das alles lieber erspart. Ihr wie mir. Aber wie?

An vielen Tagen komme ich mir vor wie in der Geschichte von Hase und Igel. Ich renne und renne und gebe mein Bestes, aber immer wieder sind die Begleitumstände dieser Krankheit bereits vor mir im Ziel.

Manchmal versuche ich, meiner eigenen Wut, Ohnmacht und Verzweiflung zu entkommen, wegzulaufen vor der immer neuen Welle von Problemen. Es ist schon seltsam: Mutter geht einer Zukunft des immer stärkeren Vergessens entgegen, während mich vergessen geglaubte Konflikte plötzlich wieder einholen und zur Auseinandersetzung zwingen.

An anderen Tagen wiederum bin ich fest entschlossen, dieser Krankheit die Stirn zu bieten. Es muss doch irgendeinen Weg geben, sie aufzuhalten! Ich kann doch nicht einfach zulassen, dass meine Mutter, deren Schönheit immer noch zu sehen ist, irgendwann einmal als graues Etwas in einem Stuhl sitzend vor sich hin dämmert. Ich habe diese Horrorbilder vor mir: ein alter Mensch am Ende seines Weges in einem x-beliebigen Heim, dumpf vor sich hin starrend, auf den Tod wartend. Abgeschoben, unbeachtet. Angst kriecht in mir hoch. Ich habe doch die Verantwortung für sie, sie ist doch schließlich meine Mutter! Aber ich fühle mich überfordert und völlig hilflos. Und so gerne möchte ich endlich mein eigenes Leben leben, mit meinem Mann und meiner Tochter in unserem wunderschönen Zuhause. Die Last und die Verantwortung erdrücken mich. Ich fühle mich wie ein Hamster im Rad.

In Köln sind wieder die Narren los. Allerdings verzichten wir dieses Mal auf das bunte Treiben. Wir haben hier zu Hause unseren eigenen Karneval. Die bevorstehende Beschlussübergabe bezüglich Mutters Betreuung liegt uns allen schwer im Magen. Einen Tag vor Weiberfastnacht hat sich der zuständige Richter angekündigt, um uns in Mutters Beisein den Beschluss zu verkünden. Ein Anwalt ist Mutter zur Seite gestellt. Herr Schumacher, der Richter, ist ein freundlicher Herr mittleren Alters. Er liest den Beschluss vor, und Mutter strahlt, als wenn er ihr einen Lottogewinn überbracht hätte. Sie versteht nicht im Geringsten, um was es hier geht. Als die beiden Herren sich verabschieden, wünscht Herr Schumacher noch im Hinausgehen schöne Karnevalstage. Das ist das Stichwort für Mutter, die mit in der Diele steht: Sie rennt freudestrahlend hinter den beiden Männern her. Wir brauchen einige Zeit, um sie zu überreden, wieder zurückzukommen.

Karneval ist also das Stichwort. Ich schalte ihr das Radio ein, weil ich weiß, dass dort die entsprechende Musik zu hören ist. Während Mutter gut gelaunt versucht mitzusingen, verstecke ich mich in der Küche und versuche, die aufkommenden Tränen unter Kontrolle zu bringen.

Sicher, es stimmt schon. Es ist nur ein Stück Papier. Aber es ist das Stück Papier, das meine Mutter zu einem unmündigen Menschen erklärt. Ich trage plötzlich die ganze Verantwortung. Hier steht es nun schwarz auf weiß. Nicht im Traum hätte ich mir vorstellen können, dass meine Mutter auch nur annähernd einmal so verwirrt sein könnte. Sie, die immer alle Fäden in der Hand hielt und sie so geschickt miteinander verknüpfte, dass ihre Umgebung es oft genug gar nicht wahrnahm. Sie, die für mich als Kind «die schönste Frau der Welt» war. Die, wie mir schon sehr früh auffiel, von den Männern umschwärmt und von den Frauen beneidet und beargwöhnt wurde. Hätte ich geahnt, dass sie nach und nach ihre geistigen Fähigkeiten verlieren würde, hätte ich sie sicherlich über viele Dinge ausgefragt. Fragen, die mir heute niemand mehr beantworten kann.

Als ich mich ein wenig gefangen habe, gehe ich wieder zurück ins Wohnzimmer. Es gibt mir einen richtigen Stich ins Herz, als ich sie da so nichtsahnend und frohgemut vor dem Radio sitzen sehe. Eingeschlossen in ihrer eigenen Welt.

Am nächsten Tag ist Weiberfastnacht, und am Vormittag wird die Eröffnung im Fernsehen übertragen. Ich schalte Mutter also das Gerät ein und gehe noch einmal schnell in unsere Wohnung, um das eine oder andere zu erledigen. Als ich ungefähr eine Dreiviertelstunde später ihre Wohnung betrete, ist Mutter bester Laune, jedoch hat sie sich jetzt dem Anlass entsprechend «umgezogen». Sie trägt ein Unterhemd über ihrem Pullover und darüber noch ein sommerliches Netzhemd. Sie hat zwei unterschiedlich hohe linke Schuhe an und humpelt damit durch die Wohnung. Und reichlich Rouge hat sie ebenfalls aufgetragen. Sie macht einen richtig glücklichen, ausgelassenen Eindruck, singt teilweise sogar den einen oder anderen Karnevalsschlager mit und verfolgt gebannt die Fernsehübertragung.

Wenn sie sich noch im Besitz ihrer vollen geistigen Fähigkeiten zum Spaß so zurechtgemacht hätte, hätte ich darüber lachen können. Doch jetzt tut es mir wahnsinnig weh, sie so zu sehen. Ich habe Mühe, mit dieser Situation umzugehen, ohne sie spüren zu lassen, wie bedrückt ich bin.

In einer Werbepause schalte ich das Programm um, auf einem anderen Kanal gibt es eine Sendung über die Südsee. Ich weiß, wie gern Mutter solche Berichte sieht und dass sie dann wahrscheinlich vorübergehend das Gefühl hat, selbst dort zu sein. Als ich nach kurzer Zeit das Wohnzimmer wieder betrete, steht sie vor dem Fernseher und versucht, die Bilder weiterzuverfolgen, die im rechten Bildrand bereits verschwunden sind. Sie klebt förmlich mit der linken Gesichtshälfte an der Glasscheibe und versucht, hinter den rechten Rand zu schauen. Ich bleibe wie angewurzelt stehen. Es sind immer wieder neue Situationen, mit denen ich mich auseinander setzen muss und die mir immer wieder brutal vor Augen führen, wie die Krankheit unaufhörlich ihren Lauf nimmt.

Immer noch laboriere ich an meiner Schulteroperation herum, und so ist es um meine Kondition nicht gerade zum Besten bestellt: Ich bin sehr schnell schlapp und müde. Die Bewegungsfähigkeit ist zwar besser geworden, jedoch noch lange nicht gut genug, und ich muss auch weiterhin noch Medikamente nehmen, um die vorwiegend nachts auftretenden Schmerzen einzudämmen. Sie bekommen jedoch meinem Magen nicht, und so ist mir zusätzlich häufig sehr übel. Als ich Dr. Kurz, meinen behandelnden Arzt, darauf anspreche, schneidet er wieder einmal das ungeliebte Thema der Überforderung in der häuslichen Pflege an.

«Sie sind tatsächlich in keiner guten Verfassung zurzeit. Sie müssen unbedingt mehr an sich selbst denken. Warum versuchen Sie es nicht tatsächlich einmal mit einer Kurzzeitpflege für Ihre Mutter?» Er schaut mich erwartungsvoll an. Eigentlich will ich nichts davon hören. Ich kann doch Mutter nicht einfach irgendwo hinbringen und sie dann nach vier Wochen wieder abholen, als ob das ganz selbstverständlich wäre. Wie stellt er sich das vor? Ich will jedoch nicht diskutieren und antworte: «Ich denke mal darüber nach.» Er drückt mir zum Abschied die Hand und fragt noch einmal eindringlich nach: «Versprochen, Sie denken über die Kurzzeitpflege nach?» – «Ja, bestimmt», sage ich und bin froh, seinem forschenden Blick zu entkommen.

In der Tat habe ich von der Möglichkeit der Kurzzeitpflege jetzt schon des Öfteren gehört. Unter anderem auch von Frau Kayser, die mir in der Zeit, als Mutters gesetzliche Betreuung beantragt werden musste, sehr häufig mit gutem Rat zur Seite stand. Ich rufe sie also in ihrem Büro an und erzähle ihr von meiner derzeitigen Situation und dem Gespräch mit meinem Arzt. Meine Bedenken bezüglich einer, wenn auch nur vorübergehenden, Heimunterbringung kennt sie, tritt ihnen jedoch vehement entgegen. «Wissen Sie, ich selbst bin als amtlich bestellte Betreuerin von Menschen, die keine Angehörigen haben, in vielen Heimen unterwegs. Ich gebe Ihnen durchaus Recht, dass es diese Heime mit desolaten Verhältnissen gibt. Aber dort würde ich niemanden unterbringen, der mir von Rechts wegen anvertraut worden ist. Ich würde dabei selbst keine Ruhe mehr finden», erklärt sie mir und fährt fort: «Ich habe ganz gute Erfahrungen mit einem Heim im Bergischen Land, das ist ja auch nicht allzu weit weg von hier. Und ich kenne auch den Heimleiter dort. Das ist ein sehr kompetenter Mann. Rufen Sie ihn doch einfach einmal an.» – «Ich weiß nicht. Mir ist nicht wohl bei dem Gedanken.» – «Ich bitte Sie. Sie sind in keiner guten gesundheitlichen Verfassung. Wenn Sie längere Zeit erkranken, muss es doch auch einen Weg geben. Denken Sie nochmal in Ruhe darüber nach, fahren Sie dann am Wochenende einfach mal hin und schauen Sie sich das Haus an. Da wird unglaublich viel für die Bewohner angeboten. Vor allem auch für Demenzkranke. Und was mir besonders gefällt, das Personal ist sehr bemüht und freundlich. Das Heim liegt außerdem auch landschaftlich sehr schön.» – «Na, ja. Anrufen kann ich ja dort einmal, und anschauen kostet auch nichts», höre ich mich sagen. Wohl fühle ich mich nicht dabei. Was ist, wenn Mutter gar nicht will? Ich bedanke mich bei Frau Kayser, auch dafür, dass sie so viel Geduld mit mir hat. «Das mache ich gerne. Wissen Sie, wenn nur alle Leute so wären wie Sie. Viele machen sich erst gar nicht die Mühe, sich um ihre kranken Angehörigen zu kümmern. Aber jetzt ist es wirklich einmal Zeit, dass Sie an sich denken. Rufen Sie mich ruhig an, wenn noch was ist.» Nachdenklich lege ich den Hörer auf. Ich habe mir zwar Adresse und Telefonnummer sowie den Namen des Heimleiters aufgeschrieben, aber ich will noch nicht da anrufen. Jetzt noch nicht.

Vom Leben draußen bekomme ich in diesen Wochen nicht allzu viel mit. Ich pendele fast ausschließlich zwischen den beiden Wohnungen hin und her. Für die täglich anfallenden Verrichtungen brauche ich durch die Nachwirkungen meiner Operation wesentlich mehr Zeit, und viel Arbeit bleibt einfach liegen, trotz der großartigen Unterstützung von Wolfgang und Jennifer. Um diese Situation für mich ein wenig erträglicher zu machen, habe ich die Idee, nachmittags mit Mutter spazieren zu gehen. Das wird ihr gut tun und mir auch.

Das Unternehmen gestaltet sich jedoch bereits bei den Vorbereitungen recht schwierig, weil Mutter es nicht schafft, sich alleine anzuziehen, und ich sie dabei nicht tatkräftig unterstützen kann. Ich bin momentan froh, wenn ich es morgens schaffe, mich *selbst* anzuziehen. Mit dem linken Arm suche ich ihr also die Kleidung heraus, die mir für den Spaziergang angemessen erscheint, und versuche, mit ruhigen Anweisungen und Erklärungen Mutter so weit zu unterstützen, dass sie sich alleine anzieht. Sie bemüht sich sehr. Ich bin mir sicher, dass sie in diesem Moment versteht, dass ich ihr nicht richtig helfen kann. Langsam, mit sehr großer Geduld und ebenso viel Zeitaufwand sieht Mutter dann ganz passabel aus. Sie scheint richtig stolz auf sich zu sein. Ich spare nicht mit Lob und freue mich ebenso wie sie über die vollbrachte Leistung. Ich erinnere mich wieder an meinen Entschluss, ihr nicht immer so viel abzunehmen. Es ist von mir zwar nur gut gemeint, aber vielleicht ist meine Hilfe auch manches Mal zu viel des Guten.

Froh gelaunt machen wir uns endlich auf den Weg nach draußen. Es ist ein wunderschöner Nachmittag. Wir wohnen zwar am Rande einer Großstadt, die Umgebung hier ist jedoch sehr ländlich. Nicht weit von unserem Zuhause beginnen die Felder. Ich genieße es, mit Mutter einfach so entspannt durch die Natur zu laufen. So gerne würde ich mich jetzt mit ihr unterhalten.

«Tut das nicht richtig gut?», frage ich sie. «Ja.» – «Das sollten wir öfter mal machen.» – «Ja», summt sie leise vor sich hin.

Nach ungefähr einer halben Stunde, in der ich immer wieder und ohne Erfolg versuche, ein Gespräch zu führen, nähern wir uns dem angrenzenden Wohngebiet. Am Rand eines Grundstücks steht ein Fliederbusch in voller Blüte. Schon einige Meter davor weht mir der intensive Geruch entgegen. «Ist das nicht herrlich? Riechst du das auch?» – «Ja, ja», antwortet Mutter und schaut in eine völlig andere Richtung. Ich versuche es noch einmal, als wir direkt vor dem Strauch stehen, und ziehe einen herabhängenden Zweig noch etwas weiter herunter, sodass man die Nase direkt in eine der prächtigen Blüten drücken kann. «Mutter, komm, riech doch auch mal.» Ich weiß, dass sie solche Gerüche immer sehr gemocht hat, weiß aber auch, dass der Verlust des Geschmacks- und Geruchssinns zu Alzheimer dazugehören kann. Mutter steht neben mir und schaut mir zu. So stecke ich selbst demonstrativ die Nase noch einmal tief in den Flieder hinein. «Komm, probier es mal.» – «Ja», sagt sie und lacht mich verständnislos an. Es hat keinen Zweck. Sosehr ich ihr auch die Freude machen will, sie versteht nicht, was ich meine. «Schade», denke ich traurig und lasse den Zweig wieder los. Mutter ist inzwischen schon einige Schritte vorausgegangen und summt wieder leise vor sich hin. Es fällt mir noch immer schwer, ihre Veränderung zu akzeptieren.

Die Pflege meiner Mutter nimmt selbstzerstörerische Ausmaße an. Immer öfter begegnet sie mir sehr aggressiv. Oft höre ich sie vor sich hin flüstern: «Die, die Arschloch.» Es hört sich an wie eine Beschwörungsformel. Macht sie mich für ihre Krankheit verantwortlich, weil ich jeden Tag um sie herum bin? Hat sie schon immer so über mich gedacht, und jetzt bricht es unkontrolliert aus ihr heraus? Was mache ich verkehrt?

Ich habe zwar gehört, dass man dieser so genannten Fäkalsprache keine größere Bedeutung beimessen soll, weil dies sehr häufig bei demenzkranken Menschen zu beobachten sei.

Aber einerseits kenne ich das von meiner Mutter nicht, und andererseits: Warum nimmt sie diese drohende Haltung hauptsächlich mir gegenüber ein? Warum sagt sie nur zu mir diese Schimpfworte? Ich weiß, ich schaffe es nicht länger. Mutter wehrt sich entweder gegen die Pflege überhaupt oder gegen mich. Vielleicht wehrt sie sich auf diese Weise auch gegen ihre Krankheit. Hätte Mutter es verhindert, dass ich mich um sie kümmere und sie pflege, wenn sie die Möglichkeit dazu gehabt hätte? Wäre ihr jeder andere lieber gewesen als ich? Ich finde keine Antworten auf diese Fragen. Ich sage mir, dass ich mit diesen Gedanken aufhören muss, sie tun mir nicht gut. Daran merke ich, dass ich eine Auszeit brauche. Ich halte sonst nicht mehr lange durch.

Die Gespräche mit Wolfgang und Jennifer, aber auch mit Karlheinz, kommen immer zu dem gleichen Resultat. Sie sehen mehr als ich, die das Gefühl hat, sich täglich schneller im Kreis zu drehen.

So nehme ich eines Morgens all meinen Mut zusammen und rufe die Nummer des Heimes an, die Frau Kayser mir gegeben hat. Mir klopft das Herz bis zum Hals, und meine Hände sind ganz feucht. Nach dem dritten Klingeln bin ich drauf und dran, wieder aufzulegen, als sich eine freundliche Männerstimme meldet. Ich weiß jetzt nicht, ob ich froh oder traurig sein soll. «Ich habe Ihre Nummer von Frau Kayser bekommen. Sie meint, ich sollte mal wegen einer Kurzzeitpflege für meine Mutter nachfragen», sage ich und habe somit erst mal Frau Kayser die Schuld gegeben und bin fein raus. Herr Remmer ist ein ruhiger und, wie sich herausstellt, sehr kompetenter Gesprächspartner. Er spürt wohl mein Unbehagen und erklärt mir die Kurzzeitpflege aus einer neuen Perspektive. «Wissen Sie, viele ältere Menschen sind gar nicht so traurig und fühlen sich gar nicht so abgeschoben, wie wir uns das manchmal vorstellen. Und ganz besonders bei alzheimerkranken Menschen haben wir die Erfahrung gemacht, dass sie sich im Umgang mit anderen Erkrankten sogar sehr wohl fühlen. Sie leben in ihrer eigenen Welt, zu der wir keinen Zutritt haben.» – «Aber was soll ich denn Mutter nur sagen? Ich kann sie doch nicht einfach irgendwo hinbringen und fahre dann wieder weg. Ich kann sie doch nicht alleine lassen.» – «Sie lassen sie doch nicht alleine», sagt er geduldig, «warum kommen Sie nicht einmal an einem Wochenende mit Ihrer Mutter vorbei, und dann schauen wir mal, wie es ihr gefällt?» – «Ja, vielleicht», antworte ich gedehnt und bin keineswegs davon überzeugt. «Ich spreche mal mit meinem Mann darüber und melde mich dann wieder bei Ihnen. Erst einmal vielen Dank für Ihre ausführliche Information», verabschiede ich mich und bin erleichtert, als ich den Hörer auflege. Alles, was auch nur annähernd mit einem Heimaufenthalt von Mutter in Verbindung steht, scheue ich wie der Teufel das Weihwasser.

Wir besuchen einen weiteren Angehörigenabend der Alzheimer Gesellschaft Köln. Vielleicht haben andere schon Erfahrungen mit der Kurzzeitpflege gemacht und können uns davon erzählen? Vor dem Treffen soll es noch einen Vortrag geben, der sich mit Validation und Biographiearbeit befasst. Validation, so lerne ich, ist die Kommunikation mit Demenzkranken. Vielleicht ist das ja eine Möglichkeit, besser mit Mutter umgehen zu lernen? Voller Hoffnung auf das zu erwartende Wissen organisiere ich für Wolfgang und mich die Möglichkeit, an dieser Veranstaltung teilzunehmen. Gott sei Dank hat Jennifer Zeit, sich in unserer Abwesenheit um Mutter zu kümmern.

Der Vortrag stellt sich für mich als ein wichtiger Anstoß heraus, zu lernen, dass Alzheimer seine eigenen Gesetze hat, dass in dieser Welt auch eine eigene Sprache gesprochen wird. Ich erfahre in dem anschließenden Gespräch mit den Angehörigen, dass wir nicht die Einzigen sind, die im täglichen Umgang mit den Betroffenen mit den Folgen der Krankheit zu kämpfen haben. Der Austausch tut mir gut. Außerdem erfahren wir wie erhofft einiges über die Kurzzeitpflege und die so genannte Verhinderungspflege, die greift, wenn die pflegende Person z. B. aus gesundheitlichen Gründen die Pflege nicht mehr selbst übernehmen kann. Doch leider befinde ich mich bereits in einem Stadium, in dem ich die vielen Informationen gar nicht mehr ganz aufnehmen kann.

Ich fühle mich überfordert, glaube in meinem tiefsten Innern aber immer noch, die Pflege von Mutter alleine schaffen zu können.

Nach einigen «Familiengesprächen», vielen Selbstgesprächen und nochmaligem Erfahrungsaustausch mit anderen Betroffenen lasse ich mich schließlich doch davon überzeugen, zumindest einen Termin zum Schnuppern für Mutter in dem Heim auszumachen.

Bald darauf fahren wir bei herrlichem Frühlingswetter in Richtung Bergisches Land, um uns dort gemeinsam mit Mutter ein Bild von dem Heim machen zu können. Sie sitzt hinten im Auto und scheint den Tag zu genießen. Mir ist ein wenig flau im Magen, denn ich habe Mutter von einem Ausflug erzählt. Obwohl ich weiß, dass sie die Bedeutung meiner Worte nicht mehr versteht, fällt es mir schwer, sie zu belügen.

Und dann kommt alles ganz anders. Kaum haben wir das Haus betreten, benimmt sich Mutter so, als wenn sie sich dort auskennt. Sie läuft munter durch die Gänge, «begrüßt» verschiedene Bewohner und auch die eine oder andere Pflegekraft und ist richtig aufgedreht. Als wir mit ihr zusammen den großen Garten hinter dem Haus aufsuchen, ist sie hingerissen. Sie gestikuliert ausgelassen, zeigt auf die Blumenbeete und ist so begeistert, als würden wir uns hier auf irgendeiner Mittelmeerinsel im Urlaub befinden. Ich bin sprachlos. Als wir eine Gruppe älterer Bewohner erreichen, die im Schatten auf der

Bank sitzt, setzt sich Mutter wie selbstverständlich dazu, und ihr «Redeschwall» ist gar nicht mehr zu bremsen. Es scheint tatsächlich so, als hätten Frau Kayser und Herr Remmer Recht gehabt mit dem, was sie mir erzählt haben.

Nach diesem Erlebnis lasse ich mich darauf ein, Mutter für vier Wochen zur Kurzzeitpflege anzumelden. Ich erzähle ihr, dass sie zur Kur fahren würde, und bereite alles für ihren «Urlaub» vor. Als wir Mutter vierzehn Tage später in ihrem «Kurhotel» zurücklassen, ist mir gar nicht wohl zumute, obwohl sie uns nach nur wenigen Minuten bereits stehen gelassen hat und durchs Haus gelaufen ist.

Kaum sind wir wieder zu Hause angekommen, rufe ich im Heim an, um mich zu erkundigen, wie Mutter es aufgenommen hat, dass wir nicht mehr da sind. Sie hat es nicht einmal bemerkt. Ich kann es kaum glauben, bin aber doch erleichtert.

Wolfgang und ich nutzen die Zeit, um noch einmal ausgiebig Urlaub zu machen. Wie dringend notwendig die Erholung ist, spüre ich schon nach wenigen Tagen. Die Batterien sind fast leer. Es ist allerhöchste Zeit gewesen.

Als wir Mutter nach vier Wochen wieder abholen, freue ich mich riesig, sie zu sehen, und auch sie kommt freudestrahlend auf uns zu. Die freundliche Pflegedienstleiterin erzählt mir, an welchen Unternehmungen Mutter teilgenommen hat: Sport, Tanzen, Ausflüge, Basteln, Singen und sogar zur Maikönigin ist sie gewählt worden. Auf der Rückfahrt redet sie unablässig und ausgelassen. Da ich weiß, was sie alles erlebt hat, kann ich natürlich auch entsprechend auf ihre «Erzählungen» eingehen. Sie ist wie umgewandelt. Dieser angenehme Zustand hält noch einige Zeit an, und wir dürfen noch einmal wenige wunderschöne Wochen miteinander verleben. Vor allem auch immer dann, wenn die junge Katze im Spiel ist. Egal, ob sie nun mit Mutters Strümpfen abhaut oder wenn ich Mutter abends zu Bett bringe und Heidi dabei durch ihr Schlafzimmer tobt: Mutter lacht, bis ihr die Tränen übers Gesicht laufen.

Eines Mittags stelle ich Mutter zum Nachtisch ein Schälchen mit Vanillepudding auf den Tisch im Wohnzimmer. Während ich noch einmal zurück in die Küche gehe, höre ich ihr helles Lachen. Neugierig sehe ich nach und erblicke meine Mutter, die sich mit der Katze den Pudding teilt: einen Löffel für die Katze, einen Löffel für sie selbst. Sie scheinen beide Gefallen daran zu finden.

Die Tage vergehen, ein neuer Sommer hat Einzug gehalten, Mutter lebt nun im zweiten Jahr bei uns im Haus, und der Umgang mit ihr wird immer schwieriger. Die kurze Hochphase nach der Kurzzeitpflege ist schon lange vorbei: Sie will sich weder selbst waschen noch sich waschen lassen. Anstatt fünf gerade sein zu lassen, mache ich uns beiden Stress, denn so kann sie doch nicht herumlaufen. Was würden denn die Leute sagen? Als wenn das nicht egal wäre.

Mehr und mehr bekomme ich den Eindruck, dass wir auf einem Planeten weitab vom normalen Leben leben. Unser gesamtes soziales Umfeld ist nach und nach verloren gegangen. Von Mutters Umfeld gar nicht zu reden. Das scheint sich in Luft aufgelöst zu haben, als ihre Krankheit immer spürbarer wurde. Dass wir unseres verloren haben, liegt größtenteils an uns selbst. Durch die extreme tägliche Belastung während Mutters Pflege haben wir keine Energie mehr, uns mit unseren Freunden zu treffen oder jemanden einzuladen. So werden auch mit der Zeit die Anrufe immer seltener, um nachzufragen, ob wir mal spontan ein Bier trinken gehen.

Die Krankheit ist unersättlich und nimmt sich immer mehr von ihr. Trotzdem will ich nicht kampflos aufgeben. Immer wieder zeige ich Mutter alte Super-8-Filme und Fotografien. Während wir uns die Fotos anschauen, erzähle ich von meinen eigenen Erinnerungen und frage sie nach den Ereignissen, die auf den Bildern zu sehen sind. Ich habe gehört, dass dies dem Kranken gut tun und noch vorhandene Ressourcen aktivieren soll. Anfangs scheint Mutter auch interessiert und nickt. Aber im weiteren Verlauf wird sie immer stiller. Ich halte ein Foto in der Hand, auf dem mein Elternhaus mit seinem großen Garten und der wunderschönen Veranda zu sehen ist. «Mutter, weißt du denn noch, wo das war?», frage ich sie bereits das zweite Mal und schaue in ihr Gesicht. Es dauert einen Moment, bis sie reagiert. «Sind Sie meine Tochter?», fragt sie mich erstaunt. Unter mir tut sich der Boden auf. Mir schießen die Tränen in die Augen, und ich will meinen aufgewühlten Gefühlszustand vor ihr verbergen. Sie schaut mich irritiert an, versteht es nicht, spürt aber wohl meine Betroffenheit und legt ihre Hand auf meine, als wenn sie mich trösten oder beruhigen will. Sie hat seit Wochen keinen zusammenhängenden Satz mehr gesprochen. Wie sehr habe ich mir gewünscht, dass sie dies, wenn auch nur ab und zu, nochmal könnte. Und dann sagt sie ausgerechnet einen solchen Satz. Ich bin völlig fertig und endlos traurig darüber. Ich bin wütend, dass diese Krankheit ihr alles nimmt. Ich bin enttäuscht, dass ich es nicht verhindern kann. Ich bin entsetzt, dass sie nicht mehr weiß, wer ich bin.

Am Abend dieses Tages heule ich immer wieder, denn der Schmerz in mir hört nicht auf. Wolfgang und Jennifer sind genauso schockiert. Und Karlheinz, den ich später am Abend noch anrufe, ist einen Moment ganz still am Telefon. Als er wieder redet, kämpft auch er mit den Tränen.

Wir haben davon gehört und auch darüber gelesen. Dass so etwas im Verlauf der Alzheimer-Erkrankung passieren kann, ist durchaus nicht ungewöhnlich. Aber jetzt ist es bei uns passiert. Jetzt ist es nicht mehr irgendwo, bei irgendwem. Es ist meine eigene Mutter, die nicht weiß, dass ich ihre Tochter bin. Und plötzlich ist dieses theoretische Wissen zu einer grausamen Wirklichkeit geworden. Nirgendwo steht etwas darüber geschrieben, wie meine Seele damit umgehen soll.

In den kommenden Tagen scheint es fast so, als sei es nur ein vorübergehender Moment gewesen, in dem Mutter mich nicht erkannt hat. Ich bin erleichtert.

Das ändert sich, als ich ihr eines Sonntagmorgens helfen will, ihr Nachthemd auszuziehen. Sie steht vor mir in ihrem Schlafzimmer, und ich will die oberen Knöpfe öffnen. In diesem Moment umklammert sie mit beiden Händen und einer ungeahnten Kraft meinen Hals. Ich stehe mit dem Rücken zum Bett, kann nicht ausweichen und falle rücklings auf die Matratze. Ich begreife nicht wirklich, was gerade passiert. Die Frau, die auf mir kniet und meinen Hals umschlungen hält, ist meine Mutter, und sie lässt nicht los. Sie hat unbändige Kraft. Ich habe nur eine Möglichkeit, ich muss sie von mir runterstoßen. Als ich mich nach einem schier endlos erscheinenden Moment befreien kann, laufe ich aus der Wohnung und schlage hinter mir die Türe zu. Ich begreife immer noch nicht, was passiert ist, zittere am ganzen Leib und erreiche gerade noch unsere Wohnung. Als Wolfgang mich sieht, kommt er mir sofort entgegen. Auf seine Fragen kann ich nicht antworten, die Tränen laufen und laufen, ich bin nicht in der Lage, rational zu handeln. In meinem Kopf tanzen die Bilder von eben.

Ich weiß nicht, wie lange es dauert, bis ich Wolfgang erzählen kann, was passiert ist. Das Zittern hört nicht auf, und ich friere und klappere mit den Zähnen, die Tränen kommen immer wieder. Ich habe das Gefühl, dass es mich innerlich zerreißt. Nie zuvor habe ich einen solchen Zustand gekannt.

Wolfgang gelingt es nach einer Weile, mich zu beruhigen. Er drängt mich dazu, mich hinzulegen, bringt mir eine Wärmflasche und deckt mich zu. Ich schwanke zwischen Fieber und

Schüttelfrost. Der Verstand setzt aus, und die Seele rebelliert. Ich habe die Krankheit unterschätzt und meine Kräfte überschätzt. Körper und Seele fordern mit aller Konsequenz das Recht, das ihnen das Pflichtgefühl nicht gewährt hat. Erschöpft falle ich in einen traumlosen, kurzen Schlaf.

Als ich wieder aufwache, erzählt mir Wolfgang, dass er sich mit flauem Gefühl im Magen auf den Weg zu Mutter gemacht habe, um der Sache auf den Grund zu gehen. Als er in ihr Wohnzimmer trat, saß Mutter angezogen auf dem Sofa und strahlte ihn an!

Wenn ich auch zu Anfang geglaubt habe, dem Thema Heim durch die häusliche Pflege entgehen zu können, so stellt sich diese Frage jetzt ganz akut. Bis zum heutigen Tag dachte ich, ein Pflegefall, das sei jemand, der bettlägerig ist. Tatsächlich aber war Mutter bereits pflegebedürftig, als sie bei uns einzog.

Ein langes ausführliches Gespräch am Abend mit Wolfgang, Jennifer und Karlheinz am Telefon zwingt mich endlich, den Tatsachen ins Auge zu sehen. Ich kann die Pflege zu Hause unter diesen Umständen nicht fortführen. Viel zu lange habe ich das Unumgängliche hinausgezögert. Aus Pflichtgefühl, aus Nichtwissen und aus Angst. Ich habe es viel zu lange nicht wahrhaben wollen, dass meine Mutter so schwer krank ist. Ich habe es für mich nicht annehmen können, dass diese starke Frau vor meinen Augen verfällt und ich nichts dagegen tun kann. Ich habe geglaubt, es wäre mein alleiniges und persönliches Scheitern, wenn ich die Pflege von Mutter nicht meistern könnte.

Kapitel 6 – Die unausweichliche Entscheidung oder Nichts wird mehr, wie es war

Einige Tage später nehme ich meinen ganzen Mut zusammen und rufe Herrn Remmer an. Stockend berichte ich ihm das, was geschehen ist. Er hört mir lange zu, ohne mich zu unterbrechen. «Ich nehme Ihre Mutter erst einmal in die Warteliste auf. Dann haben Sie immer noch ausreichend Zeit, sich an den Gedanken zu gewöhnen», sagt er ruhig. Ich bin nicht in der Lage, ihm zu antworten, mir schnüren die aufkommenden Tränen und die immer wiederkehrenden Bilder ihres Angriffs die Kehle zu. «Mama», höre ich mich in meinem Innersten sagen, «warum kann ich das nicht verhindern?» Ich hoffe trotz allem, dass es noch Monate dauert, bis ein Platz frei wird.

Doch es vergehen gerade einmal vier Wochen, als an einem Montagvormittag im November das Telefon klingelt. «Das geht aber schnell», höre ich mich sagen. Mein Puls rast. In meinem Kopf dröhnt es. «Ich bin doch gerade dabei, mich mit den Vorbereitungen für die Adventszeit zu beschäftigen», schießt es mir durch den Kopf, «doch nicht jetzt.» Als wenn das eine etwas mit dem anderen zu tun hätte. «Sie müssen jetzt nicht zusagen», sagt Herr Remmer in seiner besonnenen Art. «Nur wann der nächste Platz frei wird, kann ich natürlich nicht sagen. Sie können aber gerne darauf warten», sagt er beschwichtigend, denn er spürt sofort, wie es in meinem Kopf rattert. «Ich muss erst einmal mit der Familie sprechen», antworte ich, um doch noch einen ebenso kleinen wie sinnlosen Aufschub zu gewinnen. Dabei habe ich längst begriffen, dass es unumgänglich geworden ist. «In Ordnung. Aber geben Sie mir bitte bald Bescheid.» Ich bin in diesem Moment alleine zu Hause. Ich muss mit irgendjemandem reden. Auf allen mir zur

Verfügung stehenden Telefonnummern versuche ich, meinen Mann zu erreichen.

Nach einigen Versuchen höre ich seine beruhigende, aber erstaunte Stimme, und in mir macht sich Erleichterung breit. Normalerweise rufe ich nicht während seiner Arbeitszeit an. Unter Umständen ist das nicht immer günstig. Aber ich befinde mich in Alarmstufe Rot und schildere ihm aufgeregt mein Gespräch mit Herrn Remmer, dass ich mich überfallen fühle. Dass mir das alles viel zu schnell geht und so weiter und so weiter. Wolfgang lässt mich in Ruhe ausreden. Er ist wie immer mein Rettungsanker. «Ich komme heute früher nach Hause», sagt er dann, «wir denken noch einmal gemeinsam darüber nach. Hast du schon mit Karlheinz gesprochen?» – «O nein. Aber das werde ich anschließend direkt machen.» Bin ich froh, einen solchen Mann an meiner Seite zu haben!

In Karlheinz' Büro meldet sich eine Mitarbeiterin, die mir mitteilt, dass er außer Haus ist. Ich bitte um Rückruf, weise aber ausdrücklich darauf hin, dass nichts Schlimmes passiert sei. So weit ist es mit uns gekommen, dass bei einem Anruf nicht nur die Telefone, sondern auch sämtliche Alarmglocken schrillen.

Etwa eine Stunde später meldet sich mein Bruder. «Herr Remmer hat angerufen. Es ist ein Platz frei», falle ich auch gleich mit der Tür ins Haus. «Wann? Direkt?», fragt er erstaunt. «Ja.» – «So schnell?» – «Ja.» – «Wann müssen wir uns entscheiden?» – «Möglichst bald», sage ich. – «Wie geht es dir dabei?» – «Ich weiß nicht.» – «Was sagt Wolfgang dazu?» – «Er kommt früher nach Hause, damit wir in Ruhe darüber reden können», sage ich und bin erstaunt, dass mein Bruder so wortkarg ist. «Wir wussten ja schon länger, dass es mal so kommt. Aber jetzt überrascht es mich doch, dass es so schnell geht», sagt er und hört sich irgendwie fremd an. «Wir sollten heute Abend nochmal telefonieren. Dann habt ihr miteinander gesprochen, und ich kann mir noch ein paar Gedanken dazu machen», fährt er fort und klingt sehr traurig dabei.

Nach meinem Gespräch mit Wolfgang und Jennifer rufe ich Karlheinz nochmals an. Unsere Familie entscheidet an diesem Abend, das Angebot von Herrn Remmer anzunehmen. Keinem von uns ist dabei wohl zumute. Jeder hängt seinen Gedanken nach. Es ist genau die Situation eingetreten, die ich mit Hilfe der Familie versucht habe zu vermeiden. Der Gedanke ist mir unerträglich. Es ist so schwer loszulassen. Es ist so erdrückend, eine Entscheidung zu treffen, von der man weiß, dass es dabei kein Richtig oder Falsch gibt.

Am nächsten Morgen mache ich immer wieder auf dem Weg zum Telefon kehrt. Ich habe Magenschmerzen, meine Hände sind eiskalt und nass geschwitzt. Gerade als ich wieder einen Anlauf nehme, um Herrn Remmer anzurufen, klingelt das Telefon. Ich zucke zusammen wie vom Blitz getroffen. Meine Nerven sind bis auf das Äußerste angespannt.

«Ich wollte nur mal nachfragen, ob Sie sich schon entscheiden konnten», meldet sich Herr Remmer mit ruhiger, freundlicher Stimme. «Ja», sage ich und habe das Gefühl, nur noch flüstern zu können. Nach einem Moment des Zögerns nehme ich allen Mut zusammen: «Wir akzeptieren Ihr Angebot.» Mein Puls rast, in meinen Ohren ist ein lautes Rauschen. «Passt es Ihnen denn bereits am Montag?», fragt er vorsichtig. «Was, am nächsten Montag schon? So schnell?» – «Das ist so üblich», antwortet er und erklärt mir die Zusammenhänge, Belegungsstatistik und so weiter. «Bekommt Mutter auch ein Einzelzimmer?» – «Aber ja. Nur bedenken Sie, was ich Ihnen beim letzten Gespräch gesagt habe. Viele demenzkranke Menschen bevorzugen die Gesellschaft der anderen. Wir haben häufig die Erfahrung gemacht, dass Zwei-Bett-Zimmer besser angenommen werden.» – «Das kann ich mir bei meiner Mutter aber überhaupt nicht vorstellen», antworte ich.

Wir entscheiden uns, erst einmal so viel einzupacken, als wenn Mutter wieder zur Kurzzeitpflege fahren würde. Das erleichtert es auch mir, denn ich weiß nicht, wo mir der Kopf steht. Es ist nicht die Arbeit, es sind die Gedanken an das, was kommt, die mir so sehr zu schaffen machen. Ich packe viele Dinge ein, von denen ich weiß, dass sie ihr immer wichtig gewesen sind. Das Bild, auf dem sie als kleines Mädchen mit ihren Eltern zu sehen ist, ein Foto meiner Großmutter, das sie, so lange ich denken kann, auf ihrem Nachttisch stehen hat, einen großen, dicken Stoffhasen, den sie in den letzten Monaten immer auf ihrem Bett sitzen hatte. Sie soll es dort so gut wie möglich haben. Bei jedem Teil, das ich einpacke, laufen mir die Tränen über das Gesicht. Mutter hingegen scheint sich zu freuen, als sie sieht, dass ich Koffer packe.

Der Montag kommt viel zu schnell. Ein letztes Mal stehe ich mit Mutter in ihrem Badezimmer, um sie zu waschen und anzuziehen. Ab morgen werden andere Menschen ihr dabei helfen. Ich kann vor lauter Tränen kaum etwas sehen. Sie sieht mich an und streichelt mir das Gesicht. Will sie mich trösten? Will sie mir sagen, dass ich gar kein schlechtes Gewissen haben muss? Ich weiß es nicht.

Auf der Fahrt zum Heim fühle ich mich hundeelend. Das, was ich ihr unbedingt ersparen wollte, konnte ich letztlich doch nicht verhindern. Aber ich hätte es doch müssen, oder? Warum habe ich das Gefühl, etwas Niederträchtiges zu tun? Warum kann ich mir das einzig Vernünftige nicht verzeihen?

Als wir vor dem Gebäude im Bergischen Land anhalten, freut sich Mutter. Sie hat offensichtlich das Haus wiedererkannt. Mit ihrem dicken Hasen unterm Arm läuft sie flink die wenigen Stufen hinauf zum Haupteingang. «Sie freut sich wirklich», denke ich. Und ein wenig erleichtert mich das, als wir uns zwei Stunden später von ihr verabschieden.

Wieder zu Hause gehe ich zuerst und wie in den vergangenen Monaten in Mutters Wohnung. Niemals würde sie mehr hierher kommen. Ein Lebensabschnitt ist unwiderruflich zu Ende gegangen. Und jetzt sind meine Tränen nicht mehr aufzuhalten. Ich weine bitterlich. All die vergebliche Hoffnung, die Kraft, die für die Pflege notwendig war, die Ereignisse der letzten beiden Jahre, die immer wieder unterdrückten Gefühle lassen sich jetzt nicht mehr zurückhalten. Ich habe keine Kraft, mich dagegen zu wehren, und das ist auch gut so. Wie lange ich geweint habe, weiß ich nicht. Aber es war auch dieses nicht das letzte Mal.

In den kommenden Tagen geht es mir gar nicht gut. Wenn ich in den vergangenen Monaten manches Mal den Wunsch hatte, morgens etwas länger liegen bleiben zu können, so weiß ich jetzt mit der neugewonnenen Zeit nichts anzufangen. Ich brauche mich nicht mehr beeilen, früh genug bei ihr zu sein, bevor sie alleine aufsteht und ziellos durch die Wohnung läuft. Ich brauche mir keine Gedanken mehr zu machen, was sie denn zum Frühstück möchte oder mit welchem Mittagessen ich ihr eine Freude machen kann. Ich ertappe mich dabei, dass ich bei vielen Erledigungen am Tag automatisch so vorgehe, als wenn sie noch bei uns wäre.

Ich zwinge mich dazu, nicht öfter als einmal am Tag im Heim anzurufen. Es ist mir selbst schon peinlich, aber ich sorge mich sehr um sie. Ich weiß, dass sie dort wirklich in guten Händen ist und ich dem Personal vertrauen kann, wenn man mir am

Telefon versichert, dass es ihr gut geht, dass sie viel erzählt und auch viel lacht. «Fragt sie denn nicht nach mir?», will ich wissen. «Aber nein», meint die Stationsschwester. «Sie hat hier bereits Freundschaft geschlossen mit einer netten Dame, die sich im gleichen Krankheitsstadium befindet. Mit ihr spaziert sie den ganzen Tag durchs Haus, sie gehen auch zusammen zu den verschiedenen Freizeitangeboten. Die beiden haben sich viel zu erzählen. Machen Sie sich doch nicht so viele Sorgen. Es geht ihr wirklich gut hier», versichert sie mir noch einmal. Wir wollen Mutter sowieso am kommenden Wochenende besuchen, und dann kann ich mich selbst überzeugen.

Am Samstag bin ich sehr aufgeregt, als ich das Heim betrete. Mutter ist unterwegs, wie mir eine der freundlichen, jungen Betreuerinnen erzählt. Und tatsächlich, am anderen Ende des Wohnbereichs sehe ich Mutter, wie sie in «angeregter Unterhaltung» mit einer mir unbekannten Frau den Flur entlang uns entgegenkommt. Sie ist richtig aufgeweckt und plappert munter auf uns ein. «Kuckuck, Kuckuck» und «brrrrrrr» sagt sie im Wechsel. Frau Vogel, wie ihre Begleiterin heißt, scheint zu verstehen, was gemeint ist, und die beiden lachen herzlich. Ich bin froh, dass es ihr gut geht und sie sich über unseren Besuch zu freuen scheint. Jedoch nur für kurze Zeit. Dann dreht sie sich um und wendet sich wieder Frau Vogel und einem weiteren Spaziergang zu. Sie lässt uns einfach stehen. Sie hat vergessen, dass wir da sind.

Als wir sie das nächste Mal kurz vor Weihnachten besuchen, findet gerade ein Adventskonzert statt. Auch Karlheinz ist aus Stuttgart gekommen. Als wir den großen Raum betreten, in dem das Konzert stattfindet, sitzen alle Bewohner auf ihren Stühlen und freuen sich über die Musik. Die einen singen dazu, die anderen trommeln rhythmisch mit den Fingern. Eine Frau tanzt. Unsere Mutter. Mitten in dem großen Raum tanzt sie alleine zu der Musik. Sie dreht sich im Kreis. Hält die Arme in die Luft und ist ganz in ihrem Element. Für einen ganz kurzen Augenblick erinnert sie uns an Zeiten, in denen sie bei irgendeinem der vielen Feste, die in unserem Elternhaus stattfanden, genauso getanzt hat. Für einen kurzen Moment tritt die Krankheit in den Hintergrund. Es scheint, als hätte sie sich noch einmal ein kleines Stück ihres Selbst zurückerobert. Wir sind alle tief gerührt.

In den nächsten Wochen lösen wir Mutters Wohnung auf. Wir können uns Zeit lassen damit, da sie ja uns gehört und wir keine Kündigungsfrist einzuhalten haben. Es fällt mir sehr schwer, Mutters Schränke auszuräumen. Wieder einmal muss ich darüber entscheiden, was für sie noch brauchbar ist und was in die Kleidersammlung kommen soll. Bei fast jedem Stück dreht sich mir der Magen um. Es ist doch etwas anderes, ob ich die Kleidung zusammen mit ihr aussortiere, um sie wegzugeben, oder ob ich ihr einfach etwas wegnehme. Denn so fühle ich mich in diesen Wochen. Dabei handelt es sich nicht nur um ihre Kleider und ihren Schmuck. Auch ihr Porzellan, ihre Tischwäsche, ihre Foto-Alben, die Super-8-Filme von ihren Urlaubsreisen, ihre Notizen, ihre Gedichte, ihre Rezepte-Sammlung, ihre Reiseandenken, ihre Bücher, all die Dinge, die ihr wichtig waren. Ich muss Stück für Stück ein ganzes Leben aussortieren. Dadurch, dass Mutter diese Dinge nun nicht mehr verwenden kann, bekomme ich den Eindruck, dass ein ganzes Menschenleben demontiert wird. So kommt auch zwangsläufig die Frage nach dem Sinn des Lebens auf. War es das wert, gelebt zu haben? Wozu das alles? Um letztlich so zu enden? Auf diese Fragen werde ich keine Antworten bekommen. Vieles kann sie mitnehmen in das Heim, aber weiß Gott nicht alles. Das ist nicht nur eine Frage der Menge. In der

Welt, in der sich ihr Geist nun befindet, sind viele Gegenstände einfach zu gefährlich.

Aber auch bei uns, obwohl wir genug Platz haben, kann und will ich nicht alles behalten. Diese Dinge gehörten in *ihre* Wohnung, zu *ihrem* Leben. Sie ist ein Mensch mit einer eigenen Geschichte und einem eigenen Weg. Selbst in ihrem kranken und entmündigten Zustand. Das Annehmen und Befolgen dieser so schwer und schmerzhaft errungenen Einsicht gehört zu meiner Form von Respekt, den ich ihr auch jetzt noch entgegenbringen kann. Was von ihr besonders wichtig, was mir lieb und teuer ist, werde ich vor allem in meinem Herzen bewahren. Es ist Zeit, Abschied zu nehmen von dem Menschen, der sie gewesen ist.

Allein um ihren Sekretär auszuräumen, brauche ich mehrere Nachmittage. Viele Fotos fallen mir in die Hände, die mich zurückversetzen in meine Kindheit. Bilder von unserem wunderschönen Zuhause, von großen Festen und gemütlichem Beisammensein. Von einer für mich damals heilen Welt. So finde ich auch Aufzeichnungen meiner Großmutter, die ich längst vergessen habe und an denen ich mich jetzt wieder erfreuen kann. Ein großer Teil meiner eigenen Geschichte, die im Laufe der Jahre in Vergessenheit geraten war, ist hier niedergeschrieben. Fast 30 Jahre. Ich räume auch einen Teil meines eigenen Lebens mit auf.

An den Abenden sehe ich mir die wiedergefundenen Bilder lange und in Ruhe an. Erinnerungen werden wieder lebendig, Gerüche, Geräusche. Das sorgt in den darauffolgenden Nächten für turbulente Träume. Zahlreiche Fotografien zeigen meine Mutter auf ihren Reisen, an den bezaubernden Orten dieser Welt, wo sie lebensfroh und lächelnd ihr schönes Gesicht in die Kamera hält. Ich bin glücklich, dass sie all das erlebt hat, auch wenn sie sich jetzt nicht mehr daran erinnern kann. Nur manchmal, sehr weit entfernt, glaube ich in ihren Augen noch etwas von ihrem früheren Leben zu erkennen. Einen Wimpernschlag lang. Ganz flüchtig, ganz leise.

Einige Monate später schlägt Mutters anfängliche fröhliche Stimmung um, sie ist häufig sehr traurig. Eine Erklärung dafür ist nicht zu finden. Nur Spekulationen und Vermutungen. Ihr Gesicht verändert sich immer mehr. Es wird mir fremd. Wenn ich sie besuche, scheint sie sich für einen Augenblick zu freuen, im nächsten weint sie wieder.

Frau Vogel jedoch, mit der sie inzwischen ihr Zimmer teilt, «kümmert» sich in diesen Momenten liebevoll um sie. So als wollte sie sie trösten. Ich bin nach jedem Besuch sehr niedergeschlagen.

Und dann, eines Abends, klingelt das Telefon. Schwester Erika, die Leiterin des Wohnbereichs, teilt mir mit, dass Mutter gestürzt ist und sich bereits in der Notaufnahme des nahe gelegenen Krankenhauses befindet.

Mutter soll noch am gleichen Abend operiert werden, sie hat eine Oberschenkelhalsfraktur. Dafür benötigt man meine Einwilligung als Betreuerin. Natürlich stimme ich zu. Vorher spreche ich ausführlich mit dem behandelnden Chirurgen und dem zuständigen Anästhesisten. Mir schlägt das Herz bis zum Hals.

Wieder muss ich die Verantwortung für das Wohl meiner Mutter übernehmen. Wieder muss ich eine Entscheidung treffen, vor der ich lieber weglaufen würde. Keiner kann mich bezüglich der Risiken wirklich beruhigen. Die Folgen sind erst einmal nicht genau abzusehen. Wird sie jemals wieder laufen können? Ist das der Anfang des nahenden Endes? Wie wird sich die Narkose auf ihren geistigen Zustand auswirken? Hat sie Schmerzen, Angst?

Nach wenigen Stunden erfahre ich, dass die Operation den Umständen entsprechend gut verlaufen sei. Wir verbleiben so, dass man mich sofort benachrichtigt, sollte sich ihr Zustand in der Nacht verschlechtern.

Jetzt stellt es sich als Nachteil heraus, dass Mutter sich im Bergischen Land befindet. Immerhin müssen wir nun gut eineinhalb Stunden mit dem Auto fahren, um sie zu besuchen. Als wir am nächsten Tag ankommen, ist mir vor der Tür zu ihrem Zimmer ganz flau zumute. Ich weiß nicht, was mich erwartet. Aber Mutter geht es erstaunlicherweise gut. Vielleicht liegt es auch an der Kombination der Medikamente, die zu diesem Zeitpunkt noch durch die Infusion laufen. Auf jeden Fall ist sie gut gelaunt und lacht, als wir das Zimmer betreten. Sie lacht ständig, eigentlich viel zu viel. Aber das ist mir auf jeden Fall lieber, als wenn sie weinen würde.

Als wir Mutter aus der Klinik holen können, bringen wir sie gleich in ein Pflegeheim in unserer Nähe. Sosehr wir die andere Einrichtung schätzten, so sehr ist es uns aber auch ein Trost, sie in unserer unmittelbaren Nähe zu wissen.

Der Sturz und seine Folgen haben ihren Zustand sehr verschlechtert. Denn obwohl sie zwischenzeitlich wieder gelernt hatte zu laufen, hat sie nie wieder zu ihrer alten Form zurückgefunden. Inzwischen ist sie auf den Rollstuhl angewiesen. Auch sprechen kann sie nicht mehr. So gerne würde ich noch einmal ihre Stimme hören, mich mit ihr «unterhalten» und mit ihr lachen.

Durch das Wissen über den weiteren Verlauf bin ich oft sehr traurig, wenn ich sie im Heim besuche. Manchmal habe ich richtig Angst vor dem, was kommt: wenn sie nicht mehr in der Lage sein wird, zu schlucken, wenn sie nur noch im Bett liegen kann, wenn ihre Organe nach und nach versagen werden.

Dann wünsche ich mir manchmal, es wäre bereits vorbei. Zum Glück denke ich nicht so oft darüber nach und verdränge die Gedanken ganz erfolgreich. Aber irgendwann werde ich mich auch dieser Situation stellen müssen.

Ab und zu stelle ich mir vor, wie es sein könnte, wenn sie noch gesund wäre und in Würde alterte. Wahrscheinlich wäre sie immer noch ein wenig schicker, ein wenig flotter und ein wenig lustiger als andere in ihrem Alter. Wie gern würde ich mich um sie kümmern. Würde mit ihr zusammen in der City einkaufen gehen oder ins Café, in den Dom, die Schwarze Mutter Gottes besuchen, oder am Rhein spazieren gehen.

Warum nur musste sie solch eine schreckliche Krankheit bekommen?

Ich sage Mutter immer wieder, wie sehr ich sie liebe. Ich habe gelernt, sie so anzunehmen, wie sie ist, und längst meinen Frieden mit ihr gemacht. Die früheren Differenzen, Konflikte und Verletzungen sind dem Gefühl großer Liebe gewichen. Wenn sie auch nicht mehr reden kann, so streichelt sie mir heute immer wieder mein Gesicht, und dieses Gefühl ist sehr schön. Doch dieser unendlich lange Abschied, der kein Ende findet, die Auseinandersetzung mit der Realität, das Zurückerinnern an gesunde, lebensfrohe Zeiten legen sich wie ein schwerer Schleier auf meine Seele.

Der Frühling beginnt. Morgens singen bereits die ersten Vögel. Aber Mutter nimmt es nicht mehr wahr. Doch manchmal, wenn man sie in ihrem Rollstuhl in die Sonne schiebt, glaube ich ein Lächeln auf ihrem Gesicht zu erkennen.

Schlussbemerkung

Nichts ist so wichtig wie die Liebe zueinander, und nichts im Leben ist selbstverständlich. Wir vertrödeln unsere Zeit, indem wir Werten hinterherlaufen, die keine sind.

Ich danke meiner Mutter für alles, was sie mir gegeben hat, und dass ich sie in der Zeit ihrer Krankheit begleiten darf. Mein Mann und ich haben uns, einige Zeit nachdem sie nicht mehr bei uns wohnte, entschlossen, unsere Erfahrungen weiterzugeben, und gründeten die Alzheimer Selbsthilfe e. V., eine Organisation, die es sich zum Ziel gemacht hat, für Betroffene, Angehörige und Pflegende eine erste Anlaufstelle zu sein und sie auch während der weiteren Pflege und des Fortschreitens der Erkrankung zu informieren, zu beraten und ihnen zur Seite zu stehen, auch telefonisch über unser Sorgentelefon oder per E-Mail. In unserem Podcast unter www.treffpunkt-alzheimer.de sprechen wir regelmäßig mit Experten und Angehörigen rund um das Thema Demenz und Alzheimer.

Inzwischen sind wir als Referenten im gesamten deutschsprachigen Raum tätig. Wir decken Missstände in der Pflege auf, um eine Verbesserung der stationären Pflege zu erreichen, und setzen uns ein für einen würdevollen Umgang mit den Erkrankten.

Wir arbeiten mit bei Fort- und Weiterbildungen für Fachpersonal und Mediziner.

Wir organisieren zahlreiche Veranstaltungen, um in der Öffentlichkeit über Früherkennung, Diagnose, Therapie und Verlauf zu informieren sowie der Tabuisierung der Erkrankung und der Stigmatisierung der Erkrankten entgegenzuwirken.

Wir sprechen auch für all die Angehörigen, die tagtäglich ihren Pflegealltag meistern, häufig unbemerkt von der Öffentlichkeit ohne die ihnen zustehende Anerkennung.

Meine Mutter hat mir durch die mit ihr gemachten Erfahrungen ermöglicht, meinem Leben und dem meiner Familie diese Wendung zu geben, den Sinn des Lebens für uns neu zu definieren. Auch dafür danke ich ihr von ganzem Herzen.

Die gewonnenen Eindrücke haben dazu geführt, mich mit dem für uns alle unausweichlichen Tod auseinander zu setzen. Wer von uns macht sich schon rechtzeitig Gedanken darüber, was wird, wenn die eigenen Eltern älter werden? Urplötzlich müssen Entscheidungen getroffen werden. Ob sie immer richtig und von den Eltern gewollt sind, spielt kaum noch eine Rolle. Es bleibt einem nichts anderes übrig, als irgendwie zu handeln.

Um unseren eigenen Kindern und Familienangehörigen diese bedrückende, quälende Last abzunehmen – für den Fall, dass wir unter Umständen nicht mehr selbst in der Lage sind, uns verständlich zu machen –, haben wir unsere Wünsche zu Papier gebracht und notariell beglaubigen lassen.

Mit Hilfe meines Bruders, seiner Frau Petra, Charlotte und dem Kätzchen Heidi habe ich die Herausforderung von Mutters Pflege so gut es ging angenommen und gemeistert. Das eine oder andere hätten wir sicherlich besser oder anders machen können.

Ganz besonderer Dank gilt meiner Tochter und meinem Mann.

Durch Wolfgangs Unterstützung, unerschütterliche Zuneigung und praktische Hilfe konnte ich die Pflege meiner Mutter überhaupt übernehmen. Als alleinerziehender, voll berufstätiger Mutter wäre mir das nie möglich gewesen, und eine

Heimunterbringung wäre bereits zu einem wesentlich früheren Zeitpunkt unausweichlich gewesen. Es ist nicht selbstverständlich, so viel Unterstützung zu erhalten, zumal Wolfgang meine Mutter gesund nie kennen gelernt hat.

Auch Jennifer war für mich eine wichtige Stütze. Und das, obwohl sie gerade erst zwei Jahre zuvor den plötzlichen, viel zu frühen Tod ihres Vaters, meines geschiedenen Ehemanns, erleiden und verkraften musste. Sie ist mein einziges Kind, nachdem mein Sohn bereits als Baby verstarb. Sie ist eine starke junge Frau, und ich bin stolz auf sie.

Heute lebe ich das Leben, das ich mir immer gewünscht habe.

Empfehlung für Angehörige von Alzheimer-Patienten

Wenn Sie sich über Alzheimer informieren möchten, können Sie sich in jeder größeren Stadt an die dort ansässigen Alzheimer-Gesellschaften, an die Seniorenberater der Stadt, die gerontopsychiatrischen Beratungszentren oder überregional auch an die Deutsche Alzheimer Gesellschaft wenden.

Haben Sie die Vermutung, dass Ihr Angehöriger an Alzheimer erkrankt ist, scheuen Sie sich nicht, einen Facharzt (Neurologen, Nervenarzt, Psychiater) aufzusuchen. Lassen Sie sich nicht dadurch abhalten, dass sich nicht gleich jeder der vorgenannten Ärzte auch mit dem Thema Alzheimer auskennt. Haben Sie ruhig den Mut, den Arzt zu wechseln, wenn Sie sich nicht gut aufgehoben, nicht umfassend beraten oder verstanden fühlen. *Sie* müssen mit Ihrem Angehörigen und seiner Erkrankung im täglichen Leben zurechtkommen. Es ist wichtig, die Ursachen der beobachteten Veränderungen abzuklären, denn es muss sich nicht immer eine Alzheimer-Demenz dahinter verbergen. Möglicherweise sind andere Erkrankungen wie Durchblutungsstörungen oder Schilddrüsen- bzw. Stoffwechselerkrankungen wie Diabetes die Ursache für ein verändertes Verhalten.

Ist die Diagnose einmal gestellt, nehmen Sie im Gegensatz zu mir bereits frühzeitig Hilfe an. Damals waren die Angebote noch nicht so reichhaltig wie heute. Es gibt Tagespflegeeinrichtungen und ehrenamtliche geschulte Helfer, die stundenweise für Entlastung sorgen. Die Pflegekassen bieten Pflegekurse für Angehörige. Schämen Sie sich nicht, sich an eine Selbsthilfeorganisation zu wenden. Dort haben Sie nicht nur die Möglichkeit, sich zu informieren, sondern können auch Kontakt zu anderen Betroffenen aufnehmen und sich austauschen. Allein das entlastet.

Wichtig ist es nach meiner eigenen Erfahrung, so früh wie möglich die Sehkraft, das Hörvermögen und den Zahnstatus des Erkrankten prüfen zu lassen. Im weiteren Verlauf der Krankheit ist dies häufig nicht mehr möglich, weil der Kranke sich zu seinen eventuellen Seh- oder Hörproblemen nicht mehr äußern bzw. den Anweisungen des Zahnarztes nicht mehr Folge leisten kann.

Wir haben in der Zeit mit meiner Mutter, aber auch im späteren Umgang mit Erkrankten die Erfahrung gemacht, dass eine medikamentöse Therapie sehr wohl den Verlauf der Erkrankung positiv beeinflussen kann und somit die Lebensqualität für den Erkrankten und seine pflegenden Angehörigen verbessert. Dies gilt ebenfalls für eine begleitende nichtmedikamentöse Therapie, z. B. Ergotherapie.

Wichtig ist der richtige Umgang mit unseren Kranken. Wir sollten sie nicht korrigieren, zurechtweisen oder auf ihre Defizite aufmerksam machen. Das verschärft nur den Konflikt. Vielmehr sollten wir versuchen, sie so anzunehmen, wie sie sind. Ich weiß, dass dies in der Wirklichkeit viel schwieriger ist als in der Theorie. Aber glauben Sie mir, es hilft, die Situation zu meistern. Wir haben die Erfahrung gemacht, dass ein Aufenthalt in Einrichtungen wie dem Alzheimer Therapiezentrum Bad Aibling eine große Hilfe dabei sein kann – auch dabei, die noch vorhandenen Ressourcen des Erkrankten so lange wie möglich zu erhalten.

Häufig höre ich den Satz: «Bei meinem Angehörigen ist es ja noch nicht so schlimm.» Und dann stellt sich im Gespräch heraus, dass doch bereits viele Verrichtungen im täglichen Leben übernommen werden oder Anleitung und Beaufsichtigung dazu erforderlich sind. Auch dieser erhebliche Zeitaufwand begründet eine Pflegeeinstufung.

Das weitere Fortschreiten der Krankheit macht es irgendwann unumgänglich, die gesetzliche Betreuung zu beantragen. Das bedeutet für jeden Angehörigen eine schwere Entscheidung. Um dieses Thema ranken sich zudem die unglaublichsten Geschichten, z. B. die Übernahme der gesetzlichen Betreuung durch einen vom Gericht gestellten Betreuer, obwohl Familienangehörige da und bereit sind, diese zu übernehmen usw. Diese Vorgehensweise ist eventuell in Ausnahmesituationen nötig, aber nicht die Regel. Als gesetzlicher Betreuer erhalten Sie eine jährliche Aufwandspauschale in Höhe von 300 Euro.

Sollte dann irgendwann, früher oder später, tatsächlich eine Unterbringung in einem Heim unumgänglich sein, so denken Sie bitte daran, dass Sie getan haben, was in Ihren Kräften stand. Nicht jeder von uns ist dazu geeignet, einen Demenzkranken mit aller Konsequenz zu Hause zu pflegen. Und wer sagt uns denn, ob der Kranke das überhaupt von uns verlangt hätte? Ich habe, wie viele andere Angehörige auch, die Erfahrung gemacht, dass die Betroffenen im Heim noch einmal richtig aufleben. Das mag sicherlich nicht für jeden Fall gelten und setzt natürlich auch voraus, dass das Heim für den Umgang mit Demenzkranken ausreichend ausgestattet und das Personal entsprechend geschult ist. Es gibt diese Heime, und es gibt auch sehr gute, wenn vielleicht auch nicht so viele.

Hilfreiche Adressen

Alzheimer Selbsthilfe e. V.
Tel.: 0 22 34/97 90 12
Fax: 0 32 22/1 18 72 86
E-Mail: alzheimer-selbsthilfe@arcor.de
www.alzheimer-selbsthilfe.de

Treffpunkt Alzheimer
Der regelmäßige Podcast im Internet von und mit
Gabriela Zander-Schneider und Wolfgang Schneider
www.treffpunkt-alzheimer.de

Alzheimer Gesellschaft Köln e. V.
Tel.: 0 22 34/97 90 12
Fax: 0 32 22/1 18 72 86
E-Mail: alzheimer-koeln@arcor.de

Deutsche Alzheimer Gesellschaft
Tel.: 0 30/2 59 37 95-0
Fax: 0 30/2 59 37 95-29
E-Mail: info@deutsche-alzheimer.de
www.deutsche-alzheimer.de

Bundesnotarkammer Zentrales Vorsorgeregister
Tel.: 0 18 05/35 50 50
E-Mail: info@vorsorgeregister.de
www.vorsorgeregister.de

Handeln statt Misshandeln
Bonner Initiative gegen Gewalt im Alter e. V.
Tel.: 02 28/63 63 22
Fax: 02 28/63 63 31
E-Mail: info@hsm-bonn.de
www.hsm-bonn.de

Pflege-Selbsthilfeverband e. V.
Tel.: 0 26 44/36 86
Fax: 0 26 44/8 04 40
E-Mail: info@pflege-shv.de
www.pflege-shv.de

Alzheimer Therapiezentrum der Neurologischen Klinik Bad Aibling
Tel.: 0 80 61/38 79-0
Fax: 0 80 61/38 79-11
E-Mail: alzheimer@schoen-kliniken.de
www.alzheimer-therapiezentrum.de

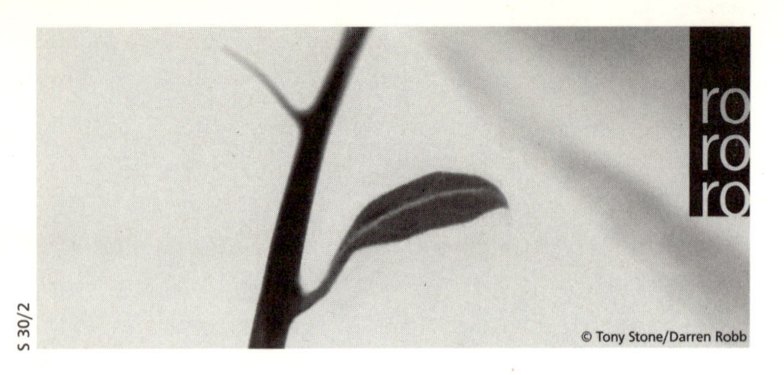

© Tony Stone/Darren Robb

S 30/2

Lebenshilfe bei rororo

Stress, Depression, seelische Problemzonen – und die Kunst, sie zu überwinden

Wayne W. Dyer
Der wunde Punkt
Die Kunst, nicht unglücklich zu sein. Zwölf Schritte zur Überwindung unserer seelischen Problemzonen
rororo 17384

Daniel Hell
Welchen Sinn macht Depression?
Ein integrativer Ansatz
rororo 62016

Edward M. Hallowell/ John Ratey
Zwanghaft zerstreut oder Die Unfähigkeit, aufmerksam zu sein
rororo 60773

Frederic F. Flach
Depression als Lebenschance
Seelische Krisen und wie man sie nutzt
rororo 61111

Reinhard Tausch
Hilfen bei Streß und Belastung
Was wir für unsere Gesundheit tun können
rororo 60124

Laura Epstein Rosen/ Xavier F. Amador
Wenn der Mensch, den du liebst, depressiv ist
Wie man Angehörigen oder Freunden hilft

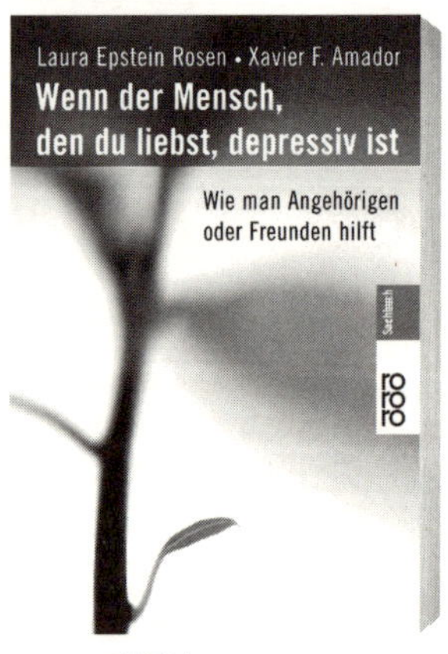

rororo 61331

Weitere Informationen in der Rowohlt Revue *oder unter* www.rororo.de